牙科诊所临床和营运中的
风险及应对

张旭光　编著

人民卫生出版社
·北　京·

图书在版编目（CIP）数据

牙科诊所临床和营运中的风险及应对 / 张旭光编著
. — 北京：人民卫生出版社，2021.3
ISBN 978-7-117-31351-3

Ⅰ.①牙…　Ⅱ.①张…　Ⅲ.①口腔科医院－运营管理
Ⅳ.①R197.5

中国版本图书馆 CIP 数据核字（2021）第 040715 号

人卫智网　www.ipmph.com	医学教育、学术、考试、健康， 购书智慧智能综合服务平台	
人卫官网　www.pmph.com	人卫官方资讯发布平台	

牙科诊所临床和营运中的风险及应对
Yake Zhensuo Linchuang he Yingyun zhong de
Fengxian ji Yingdui

编　　著：张旭光
出版发行：人民卫生出版社（中继线 010-59780011）
地　　址：北京市朝阳区潘家园南里 19 号
邮　　编：100021
E - mail：pmph @ pmph.com
购书热线：010-59787592　010-59787584　010-65264830
印　　刷：三河市延风印装有限公司
经　　销：新华书店
开　　本：710×1000　1/16　印张：17
字　　数：205 千字
版　　次：2021 年 3 月第 1 版
印　　次：2021 年 3 月第 1 次印刷
标准书号：ISBN 978-7-117-31351-3
定　　价：78.00 元

打击盗版举报电话：**010-59787491　E-mail：WQ @ pmph.com**
质量问题联系电话：**010-59787234　E-mail：zhiliang @ pmph.com**

序

目前，临床医师在执业过程中越来越意识到风险评估、风险防范以及应对的重要性。绝大多数疾病的诊断和治疗都带有不确定性和概率性，几乎没有可以向患者承诺 100% 成功的病例。医师诊治患者其实就是医患双方共同去冒险，共同承担风险。风险意识对于口腔执业医师来说，可能要比其他临床医师更为重要。长期以来，"牙科不死人"在民间已是传统的观念，而对于有的口腔医师来说也常常会认为补一颗牙、镶一颗牙不会有什么风险。其实并不是如此。我国已进入老龄化社会，据统计，我国老年人患高血压人数已过半，多数未得到很好控制。2015 年心血管疾病患者已占人口总数约 1/5。糖尿患者过亿而绝大多数未得到控制。各种精神神经疾病患者也过亿……任何口腔诊疗都可能触发或诱发全身性反应，有的反应甚至可导致生命危险，尽管是极少数。因此，口腔科医师必须有风险意识，懂得有关的理论、知识和及时应对的措施，并在实践中积累经验。

张旭光博士在北京大学口腔医学院接受了正规的本科教育和研究生教育（硕士和博士）。之后在美国经营自己的牙科诊所十几年，有丰富的临床诊疗实践经验以及牙科诊所管理和经营的经验。更重要的一点是，他在国内接受的不仅仅是牙医学教育而是口腔医学教育，具有牙医学教育体制中所没有的临床医学教育和实习的背景（包括外科、内科、儿科等）。因此，他对口腔诊疗过程中患者的全身健康状况进行风险评估有法理上资质的正当性，而在欧美多数国家仅仅接受牙医学教育的牙科医师是没有这方面资质的。

张旭光博士编著的《牙科诊所临床和营运中的风险及应对》一书首先介绍了最为重要的口腔诊治中诱发、触发全身系统性疾病所引起的急症和危象，它之所以重要是因为其事关患者的生死。其次，对口腔诊治中常发生的意外进行了详细的阐述，对上述提及的风险论述了如何应对以及如何事先作好准备。再次，对口腔诊所中难免发生的医患、医护矛盾或不协调也提出了应对的建议。最后，还刊出各类实例并逐一进行分析，帮助读者加深对这一命题的理解。

本书对口腔执业医师，尤其对民营口腔医师是一本很好的参考书，也是口腔医学继续教育很好的教材，特向同仁们推荐。

中华口腔医学会创会会长

北京大学口腔医学院名誉院长

2020 年 11 月

前　言

牙科诊所营运中的风险可以分为临床方面和非临床方面：临床方面的风险主要来自于口腔患者身体健康问题以及口腔治疗操作本身，非临床方面的风险则主要来自患者、诊所的医师及其员工。

随着国家相关政策的不断放开，以及普通大众口腔保健意识的增强和消费能力的提升，我国口腔医疗市场环境不断得到改善，患者对民营口腔诊所的认可度也有了显著提高。

据调查，2017年中国口腔医师开业信心指数为73.18。口腔医师开业信心指数是一个综合了行业乐观、目标驱动、业务底气和个人生存等四个方面的评估指数，它反映的是口腔医师开业信心的强弱，以及口腔医师对自己行业发展走势的判断及开业的意愿。这一结果显示出目前我国口腔医师有较强的开业信心和对行业前景的乐观和看好。可以预见，我国民众去私人口腔诊所进行常规口腔保健和口腔疾病的诊治将越来越普遍，并逐渐会成为常态。

伴随生活水平的迅速改善，人们对自身生活质量、外貌美观的要求以及自身利益的保护意识日益提高。同时，随着口腔治疗费用的提高，患者对口腔医师医疗技术及服务水平也有了更高的要求，在口腔诊所发生医患矛盾、纠纷甚至最终引起法律诉讼的风险也相应增加。

另外，由于糖尿病、高血压、心脏病等所谓"富贵病"越来越普遍，中老年人在我国人口结构中所占的比例不断增加等原因，在口腔诊所营运和口腔医师的临床工作中，发生各种风险和意外的机会比以前多。在医患关系日益紧张的今天，作为口腔执业医师和诊所的管理者，我们面临的问题和挑战越来越棘手和严峻。

由于口腔诊所一般规模相对较小，无论是人员的训练，还是相关医疗器械设备的配置等方面，都无法和综合医院口腔科或口腔专科医院相比。因此，民营口腔医师在临床工作中要时刻具有风险防范意识，注重这方面的知识学习和经验积累。诊所管理者还要加强诊所工作人员对疾病风险和意外的防范和应对的培训，准备好相关的器械和药物。在临床工作中发现风险程度较高的患者或病例，及时予以转诊，对有效减少临床意外及营运风险的发生可能尤为重要。

本书根据我在中国和美国近 20 年的口腔临床工作和诊所管理经验所编写。全书分为十章，内容涉及与临床医学有关的急症，与口腔临床有关的急症，口腔诊所应对临床紧急情况的准备工作，常见临床急症应对基本流程，口腔治疗前抗生素的预防性使用，预防口腔不当治疗的基本原则和方法，医患关系可能带来的风险及应对，诊所员工与营运风险，美国牙科医师伦理规范简介，临床实例及分析。书中有些内容可能不完全适合目前我国的国情，但我相信其中所包含的观点和理念是共通的，可以作为大家今后工作的参考和借鉴。如果本书能为口腔医学界同行的临床工作和诊所营运提供一些帮助，作为作者我会感到莫大的荣幸。

最后，我要特别感谢我的导师张震康教授在百忙之中为本书写序。从读研究生至今，我很幸运能够不断得到他的关怀和教导。本书第七章医患关系的相关内容也参考了他在第三届张震康论谈中的一些演讲内容。我还要感谢于秦曦老师在本书撰写过程中给予我的指导和鼓励。感谢《中国医学论坛报》编辑郝帅在书稿写作过程中给予我的帮助。另外，对一直支持我的家人和朋友在此一并致以感谢。

　　由于本人水平有限，书中一定存在不少错误，恳请同行不吝指教并分享您的宝贵经验和临床案例。

张旭光

2020 年 12 月于洛杉矶

目 录

▼

第一章　与临床医学有关的急症

第二章　与口腔临床有关的急症

第八章　诊所员工与营运风险

第九章　美国牙科医师伦理规范简介

第十章 临床实例及分析

第一章

与临床医学有关的急症

在口腔门诊发生的与临床医学有关的急症是指患者在接受口腔疾病诊疗过程中，突发的与口腔诊疗直接、密切相关的全身紧急情况；或因为在诊疗过程中受到不良刺激，导致异常的机体反应或意外事故。如不及时处理或干预，会危及患者的生命，这是口腔诊所临床工作和营运过程中最主要的风险来源。

除了口腔软硬组织的保健，口腔颌面部疾病的检查、诊断和治疗也是口腔医师最主要的日常工作。但这些因口腔疾病前来就诊的患者，还可能同时伴有其他已知或未知的全身健康问题。各种医疗紧急情况可能发生在口腔诊所营运过程中的任何时间、任何地点（候诊室、治疗室甚至停车场）及任何人（患者、患者的陪同人员、诊所的医师或员工）。美国南加州大学对口腔临床伴发急症的统计研究显示，有大约 75% 的伴发急症发生在口腔治疗过程中，另外 25% 则发生在口腔治疗的前或后。发生在口腔患者自身的急症占所有急症病例的 85% 左右，而有近 10% 的急症病例发生在口腔医护人员，发生在患者陪同人员的则有 5% 左右。

【风险】

口腔诊所的患者可能患有各种全身系统性疾病，在口腔治疗过程中引发各种紧急医疗情况，严重的有可能危及患者的生命安全。

【应对】

从事临床工作的口腔医师对于患者突发的紧急医疗状况，应该有充分的认识和准备：治疗前要对患者的健康状况进行详细了解，采集完整的病史资料，对这些信息进行综合判断和分析，并根据需要，在口腔治疗前和患者的临床医师充分合作，控制其现有的病情，以减少在口腔治疗过程中因患者健康状况引发意外情况发生的可能性。

详细的健康状况询问以及病史的采集分析，对于发现患者身体健康方面的异常情况以及确定其潜在风险非常有帮助。根据患者的年龄、性别、全身健康状况以及心理状况等的不同，诊疗前评估的重点也应该有所侧重和不同。

完成评估后还要针对不同情况，对需要的口腔治疗方案进行相应的调整，以尽可能稳定患者的病情，达到防止发生伴发急症的目的。最重要的是，紧张焦虑普遍发生在口腔患者的整个就诊过程中，而焦虑紧张是导致某些全身系统性疾病发作的重要原因，因此除了患者的全身健康状况，还需要评估患者对口腔治疗的承受能力，注意做好患者的心理疏导和人文关怀，以减轻其身心压力，达到防控相关风险的目的。但无论如何防范，各种意外情况仍然有可能发生，因此口腔医师应该有充分的准备，具备良好的应对临床突发状况的知识和能力，有效减少临床急症对患者身体的危害以及降低发生致残致死的风险。

第一节 | 口腔门诊发生与临床医学有关急症的主要原因

一、口腔疾病引发的疼痛不适和患者对口腔诊疗的惧怕

一项针对紧张焦虑原因的调查表明，接受牙科治疗和在公共场合发言是引起人们极度紧张焦虑最主要的两大原因。目前我国绝大多数患者都是因为有了相关的口腔健康问题才前往口腔医院或诊所，而大多数口腔疾病会同时伴有口腔某些部位的疼痛和不适。另外，很多患者对即将进行的口腔治疗都有不同程度的紧张焦虑，而疼痛和紧张焦虑是增加在口腔治疗过程中发生临床急症最主要的原

因。美国南加州大学牙科学院的 Malamed 教授指出，牙科诊所发生的各种急症，有 3/4 是由于疼痛和 / 或口腔医师对患者牙科恐惧的忽视，以及对这些恐惧焦虑没有进行干预而导致的。

二、口腔诊疗的应激环境和特殊的生理部位

口腔诊所每天充斥各种噪声，以及消毒剂和其他化学药品散发出的特殊气味等。这些不良的诱因使前来就诊的患者发生医疗急症的概率大大增加。另外，口腔临床操作的区域主要集中在颌面部这一较小的范围，有诸多重要的神经、血管和器官，同时也是呼吸道和消化道的开口。而口腔医师每天使用的诊疗器械从 30 万 ~ 50 万 r/min 的高速涡轮钻机，到尖锐的拔髓针、锋利的手术刀片等，稍微不小心就会发生意外。这一切都让紧急情况和意外风险发生的概率显著增加，后果更加严重，对其的预防和应对也具有更大的复杂性和挑战性。

三、高危患者比例增加

2019 年 5 月中国疾病预防控制中心发布了 2018 年中国成人烟草调查结果，调查结果显示，2018 年我国 15 岁及以上人群吸烟率为 26.6%，其中，男性为 50.5%，女性为 2.1%。中国疾病预防控制中心营养与健康所李亚茹团队 2018 年的一项研究显示，我国成年人饮酒率为 30.5%，其中男性饮酒率为 53.8%，女性饮酒率为 12.2%。成年居民的饮酒率、过量饮酒率、每天饮酒率和有害饮酒率均较高。由于人们生活水平的不断提高，肥胖也已经成为我国的一个主要社会问题，随之而来的糖尿病、高血压、心脏病等所谓"富贵病"越来越

普遍。这些具有不良嗜好和具有肥胖等非疾病因素的口腔患者，都是发生临床伴发急症的高危人群，成为口腔临床诊疗中的严重隐患。

四、口腔诊疗时间过长

口腔医师很多时候为了提高对患者的服务质量，工作精益求精，在诊疗过程中花费的时间相应增加。另外，随着口腔治疗的进一步规范化，牙科显微镜等先进仪器设备的应用，以及一次治疗理念和技术的普及，患者在牙椅上的诊疗时间显著延长，使得发生伴发急症的风险增加。

五、老龄人口所占比例增加

近年来中国人的寿命大大延长，老龄人口在全国人口中所占的比重不断增加。据国家统计局数据，2000 年，我国 65 岁及以上人口比重达到 7.0%，0 ~ 14 岁人口比重为 22.9%，老年型年龄结构初步形成，中国开始步入老龄化社会。2018 年，我国 65 岁及以上人口比重达到 11.9%，0 ~ 14 岁人口占比降至 16.9%，人口老龄化程度持续加深。老年人因为增龄等原因，各种口腔疾病的发生率明显高于年轻人群。另一方面，他们对应激环境的适应力和抵抗力都相对较差，伴有全身系统性疾病的比例也明显增加。

六、各种药物的使用

中老年人群因为不同原因日常服用各种药物和保健品的比例很高，加之可能因为口腔疾病部位疼痛以及睡眠等问题，在就诊以前已经服用了止痛、镇静、抗炎等药物。药物本身的不良反应以及药物之间相互作用有可能导致口腔伴发急症的发生。另外，口腔医师没有清楚地了解患者之前的药物服用情况或用药不规范，也是相关药物问题导致急症发生的另一重要原因。

第二节 ｜ 病史的采集与分析

一、既往史和现病史的询问和采集

病史的采集一般通过要求患者填写身体健康/口腔健康问卷的形式取得，因此问卷应尽可能完整详细。每一位患者前来就诊时都要完成问卷的填写，并由患者（未成年患者由家长或监护人）签字确认。另外，患者每次复诊，都要对其身体健康以及服用药物的变化等情况进行更新。

患者填写完毕的病史资料应由口腔医师或牙科助理人员逐条查看。当患者填写有某种系统性疾病或有特定症状时，诊所工作人员应在表格的相应部分进行明显标记，并报告口腔医师以引起其注意，最好同时在病历上予以记录。

二、病史的确认和分析

有些患者在问卷填写过程中，可能会有意或无意遗漏某些疾病或症状，诊所工作人员如果对其填写的内容有疑问，应再次询问和确认。例如发现患者口唇青紫，而在问卷中患者并未填写有呼吸、循环系统等方面的问题，应再次和患者沟通，予以确认或排除。对于直接影响口腔治疗的全身系统性疾病以及药物过敏史等重要问题，与患者确认后应在病历的醒目位置进行标注和记录。

口腔医师在实施口腔治疗前，对患者问卷填写的重要部分要进一步确认，并收集更详细的信息。例如患者在心脏病一栏填写了"是"，口腔医师要进一步了解是哪一种心脏问题，病史有多长，现在是否服用药物，服用何种药物，日常活动是否受限等。如果患者在糖尿病一栏填写了"是"，则应进一步了解是哪一类型的糖尿病，是否定期检查尿糖或血糖，一般的血糖水平，是否经常有低血糖情况发生，发生低血糖时的症状，目前是否服用降糖药物或注射胰岛素以及剂量，既往是否因糖尿病而住院治疗等。

对于有较严重的系统性疾病的患者，最好能够收集到其主治医师的姓名和联络方式，并记录在患者的病历中，以便需要时与该医师直接沟通联系。

口腔患者身体健康问询表

（仅供参考）

您最近就诊的医院（医疗诊所）名称：＿＿＿＿＿＿＿＿

地址：＿＿＿＿＿＿＿＿＿＿＿＿＿＿＿＿＿＿

主治医师姓名：＿＿＿＿＿＿ 电话号码：＿＿＿＿＿

您来我们诊所想要解决的主要问题是：＿＿＿＿＿＿

＿＿＿＿＿＿＿＿＿＿＿＿＿＿＿＿＿＿＿＿＿＿＿

1. 全身情况

（1）在过去的半年时间内您有无不明原因的体重减轻或增加

是（　　） 否（　　）

（2）是否吸烟　　　　　　是（　　）＿＿＿＿＿支／天　否（　　）

（3）是否饮酒　　　　　　是（　　）＿＿＿＿＿两／天　否（　　）

（4）是否食欲不振　　　　　　　　　　是（　　）否（　　）

（5）是否有睡眠障碍或需要服用安眠药　是（　　）否（　　）

（6）最近一段时间是否经常感到疲倦无力　是（　　）否（　　）

（7）是否有夜间盗汗或经常发热　　　　是（　　）否（　　）

（8）在过去的半年里是否使用过毒品　　是（　　）否（　　）

　　　　如果是，使用的何种毒品：＿＿＿＿＿＿＿＿＿＿＿

（9）过去是否有过晕厥、晕针的历史　　是（　　）否（　　）

　　　　如果是，是否有特定诱因：＿＿＿＿＿＿＿＿＿＿＿

（10）是否因为肿瘤而接受过放疗或化疗　是（　　）否（　　）

（11）过去是否因为严重的疾病住院或手术　是（　　）否（　　）

　　　　如果是，时间：＿＿＿＿＿＿＿＿＿＿＿＿＿＿＿＿

　　　　原因：＿＿＿＿＿＿＿＿＿＿＿＿＿＿＿＿＿＿＿＿

（12）是否有性传播疾病，如梅毒、淋病等　是（　　）否（　　）

　　　　请您自我评价一下您的大体健康状况

　　　　　　　　　　□ 健康　　□ 一般　　□ 不健康

2. 头颈部

（1）频发头疼　　　　　　　　　　　是（　　）否（　　）

（2）青光眼或其他种类的眼疾　　　　是（　　）否（　　）

（3）经常发生耳部疼痛或有听力障碍　是（　　）否（　　）

（4）慢性鼻窦炎　　　　　　　　　　是（　　）否（　　）

（5）经常发生吞咽困难　　　　　　　是（　　）否（　　）

（6）经常咽喉疼痛或声音嘶哑　　　　是（　　）否（　　）

（7）颈部有结节肿大 是（ ） 否（ ）

（8）经常颈部疼痛 是（ ） 否（ ）

（9）有头、颈或颅骨外伤历史 是（ ） 否（ ）

3. 口腔

（1）是否慢性面部或颞下颌关节疼痛 是（ ） 否（ ）

（2）颞下颌关节有弹响 是（ ） 否（ ）

（3）是否张口、闭口困难或受限 是（ ） 否（ ）

（4）是否咀嚼困难 是（ ） 否（ ）

（5）是否味觉异常或口腔有异味 是（ ） 否（ ）

（6）是否舌头或嘴唇有烧灼感 是（ ） 否（ ）

（7）是否嘴唇或口腔内有溃疡 是（ ） 否（ ）

（8）是否口腔内肿胀或有肿包 是（ ） 否（ ）

（9）是否牙龈出血肿胀 是（ ） 否（ ）

（10）是否牙齿松动 是（ ） 否（ ）

（11）是否咀嚼或开口时疼痛 是（ ） 否（ ）

（12）是否牙齿疼痛或敏感 是（ ） 否（ ）

4. 呼吸系统

（1）是否呼吸困难 是（ ） 否（ ）

（2）是否有哮喘 是（ ） 否（ ）

（3）是否有结核病史 是（ ） 否（ ）

（4）是否有久治不愈持续性的咳痰 是（ ） 否（ ）

（5）是否有咳嗽伴痰中带血 是（ ） 否（ ）

（6）是否有过肺炎 是（ ） 否（ ）

5. 循环系统

（1）是否有高血压或低血压 是（ ） 否（ ）

（2）是否曾经因呼吸困难而在睡眠中惊醒 是（ ） 否（ ）

（3）是否平躺时呼吸困难，睡觉需抬高头部 是（ ） 否（ ）

（4）是否脚踝肿胀 是（ ） 否（ ）

（5）是否心跳不规则，加快或减慢 是（ ） 否（ ）

（6）是否运动后或生气时胸部疼痛 是（ ） 否（ ）

（7）是否有风湿性心脏病 是（ ） 否（ ）

（8）是否有先天性心脏病或心脏杂音 是（ ） 否（ ）

（9）是否有心脏瓣膜脱垂史 是（ ） 否（ ）

（10）既往有无心血管手术史 是（ ） 否（ ）

（11）是否装有心脏起搏器 是（ ） 否（ ）

（12）是否有心脏病发作或心绞痛史 是（ ） 否（ ）

如果有，发生时间：＿＿＿＿＿＿＿＿＿＿＿

（13）是否有脑卒中史 是（ ） 否（ ）

如果有，发生时间：＿＿＿＿＿＿＿＿＿＿＿

6. 消化和泌尿系统

（1）是否长期慢性腹泻或有血样便 是（ ） 否（ ）

（2）是否有胃或其他消化道溃疡 是（ ） 否（ ）

（3）是否有溃疡性结肠炎或结肠息肉 是（ ） 否（ ）

（4）是否有不明原因的呕吐或恶心 是（ ） 否（ ）

（5）是否有酒精性肝病 是（ ） 否（ ）

（6）是否有肝炎或其他肝脏问题 是（ ） 否（ ）

（7）是否有黄疸　　　　　　　　　　　是（　　）否（　　）

（8）是否夜间小便超过 2 次以上　　　　是（　　）否（　　）

（9）是否有肾病或进行过肾透析　　　　是（　　）否（　　）

（10）是否接受过肾移植　　　　　　　是（　　）否（　　）

（11）是否有泌尿系统感染　　　　　　是（　　）否（　　）

7. 血液、内分泌及免疫系统

（1）皮肤是否容易青紫或皮肤受伤后出血不止

　　　　　　　　　　　　　　　　　　　是（　　）否（　　）

（2）是否有输血的历史　　　　　　　　是（　　）否（　　）

（3）是否贫血　　　　　　　　　　　　是（　　）否（　　）

（4）是否有白血病　　　　　　　　　　是（　　）否（　　）

（5）是否有糖尿病　　　　　　　　　　是（　　）否（　　）

（6）是否有甲状腺或肾上腺疾病　　　　是（　　）否（　　）

（7）是否有风湿性关节炎　　　　　　　是（　　）否（　　）

（8）是否有皮疹或皮肤斑点　　　　　　是（　　）否（　　）

（9）是否有慢性皮肤瘙痒　　　　　　　是（　　）否（　　）

8. 药物或其他过敏情况

（1）抗生素，如青霉素、磺胺类药物等　是（　　）否（　　）

（2）非甾体抗炎药，如阿司匹林　　　　是（　　）否（　　）

（3）口腔局麻药物，如利多卡因、普鲁卡因　是（　　）否（　　）

（4）金属　　　　　　　　　　　　　　是（　　）否（　　）

（5）乳胶、橡胶制品等　　　　　　　　是（　　）否（　　）

（6）镇咳药，如可待因　　　　　　　　是（　　）否（　　）

（7）碘及碘制剂　　　　　　　　　　　　是（　　）否（　　）

（8）其他，请说明＿＿＿＿＿＿＿＿＿＿＿＿＿＿＿＿＿＿＿＿＿

9. 家族遗传史

（1）是否有心血管疾病　　　　　　　　　是（　　）否（　　）

（2）是否有肿瘤　　　　　　　　　　　　是（　　）否（　　）

（3）是否有糖尿病　　　　　　　　　　　是（　　）否（　　）

（4）是否有结核　　　　　　　　　　　　是（　　）否（　　）

（5）是否有精神病或精神异常　　　　　　是（　　）否（　　）

（6）其他遗传性疾病，请说明＿＿＿＿＿＿＿＿＿＿＿＿＿＿

10. 女性患者

（1）月经是否正常　　　　　　　　　　　是（　　）否（　　）

（2）是否妊娠或不确定自己是否妊娠　　　是（　　）否（　　）

　　　如果妊娠，妊娠＿＿＿＿＿＿＿周，预产期＿＿＿＿＿＿

（3）是否在服用避孕药　　　　　　　　　是（　　）否（　　）

（4）是否在服用激素　　　　　　　　　　是（　　）否（　　）

患者签名：＿＿＿＿＿＿＿＿＿＿　日期：＿＿＿＿＿＿＿＿

医师签名：＿＿＿＿＿＿＿＿＿＿　日期：＿＿＿＿＿＿＿＿

　　　任何有可能影响口腔治疗或有可能被口腔治疗所影响的全身系统性问题应重点记录。除了初诊需要填写健康问卷外，患者每次复诊还需回答一些简单的问题，对初诊健康问卷予以补充和更新。患者需要回答的问题包括新出现的症状、新近诊断的疾病以及服用药物的改变情况等。患者签名后，还需经口腔医师复核并签名确认。

口腔患者复诊补充问询表

自从您上次来本诊所就诊以来，是否有以下情形：

去过医院或因为某种原因看过医师　　　是（　　）否（　　）

曾经因某种原因住院治疗或进急诊室　　是（　　）否（　　）

开始服用某种新的药物或停止以前服用的某种药物

　　　　　　　　　　　　　　　　　是（　　）否（　　）

身体健康状况有任何变化或有其他问题需要向口腔医师说明

　　　　　　　　　　　　　　　　　是（　　）否（　　）

患者签名：＿＿＿＿＿＿＿＿＿　　日期：＿＿＿＿＿＿＿＿＿

医师签名：＿＿＿＿＿＿＿＿＿　　日期：＿＿＿＿＿＿＿＿＿

　　在获取患者健康信息时，应注意记录患者正在服用的所有药物的名称，并且要了解患者服用这些药物的原因和剂量。通过这些信息，可以提前了解这些药物的副作用以及药物之间的相互作用、患者患病的严重程度以及对将要进行的口腔治疗可能产生的影响。了解某些药物可能产生的副作用，还可以帮助口腔诊所给患者提供更贴心、更人性化的服务。比如，一些治疗高血压、心脏病的药物经常引起排尿量和排尿次数的增加。对于这类患者，在治疗开始前可以提醒他们去趟卫生间。另外，要注意尽量缩短患者在牙椅上的等待和治疗时间。

三、与临床医师会诊

如果患者有某种或某些全身健康问题，口腔医师对该患者施行口腔诊疗没有把握或有任何疑问时，应该和患者的临床医师联系，进行咨询和会诊，以确定对患者实施特定治疗是否安全，以及在诊疗过程中需要注意的有关事项。但要注意即使临床医师明确说明该患者可以安全实施相关口腔治疗，也并不表示患者在口腔治疗的过程中绝对安全，完全不会发生临床急症。临床医师的意见只能作为参考，口腔医师应该根据临床的具体情况进行综合判断并最终决策。但不可否认的是，经过临床医师的会诊，严格遵循患者临床医师的建议，会大大降低口腔治疗过程中因为患者的系统性疾病而发生紧急情况的风险。

四、综合评估，及时转诊

详细的健康状况问询和病史采集，可以帮助我们回答该患者在生理和心理上，是否可以承受将要进行的口腔治疗以及是否有可能在此过程中出现突发状况等问题。如果对此没有把握，可推迟治疗时间，等待患者的健康状况好转，或直接予以转诊才是正确的选择。

口腔医学伦理规范要求我们，不能以任何理由拒绝接收前来就诊的患者。但如果在认真评估了患者的身心状况以后，得出患者在本诊所无法承受计划进行的口腔治疗，在治疗过程中有可能出现严重问题的结论，再将患者转诊是被允许的。

诊所的成功营运需要数量足够多的患者，患者多往往意味着口碑良好和经济效益好。但一般的口腔诊所，尤其是小型的口腔诊所，由于设备不全、人员训练不足等条件限制，不是所有患者的治疗都能进行。在实施口腔诊疗前一定要对患者进行甄别和筛选，千万不要为了经济利益盲目冒险，给诊所的营运和自己的临床工作增加风险发生的可能。

第三节 | 患者健康状况分类

口腔医师在给患者治疗前，首先要回答三个问题：该患者能否安全地接受计划进行的治疗？在治疗前要注意什么？还需要哪些准备工作？

一、ASA 分类

美国麻醉医师协会（ASA）根据患者体质状况及其对手术治疗的风险耐受程度进行分类，共分为以下六类。

美国麻醉学会人体健康功能状态分类（ASA 分类）

ASA Ⅰ类：完全正常，无任何身体健康问题以及不良嗜好

ASA Ⅱ类：有轻微的、初期的系统性疾病

ASA Ⅲ类：有较为严重的系统性疾病

ASA Ⅳ类：有严重的系统性疾病并可能危及生命

ASA Ⅴ类：濒临死亡的患者，如不及时手术治疗会立刻死亡

ASA Ⅵ类：脑死亡的患者

ASA Ⅰ类是指身体完全健康，血压、心率、呼吸正常，没有任何不良嗜好。如果患者其他一切正常，但有一种或多种不良嗜好，则应将其划分到 ASA Ⅱ类。

根据患者身体健康问卷情况，并结合基本生命体征的检查结果，以及必要时和患者临床医师的沟通咨询，再考虑其他的非疾病因素，对以上所有信息进行综合分析，得出患者的 ASA 分类结果。其中非疾病因素包括：高龄（一般指超过 80 岁）、妊娠期以及肥胖等。如果患者具有一项或多项非疾病因素，则 ASA 分类要相应予以提高。

二、BMI

近年来，肥胖对人体健康的影响越来越受到医学界的普遍重视。随着人们生活水平的不断提高，营养过剩和肥胖也逐渐成为我国的一个社会问题，应该得到足够的关心和重视。

体重指数（body mass index，BMI）是以人体的身高和体重计算出来的。BMI 是世界公认的一种评定肥胖程度的分级方法，世界卫生组织（WHO）也以 BMI 对肥胖或超重进行定义，以及用来衡量因为肥胖引起相关疾病的风险程度。

体重指数 = 体重（kg）除以身高（m）的平方。例如一个身高 1.70m，体重 65kg 的个体，其体重指数 = $65 \div 1.7^2 = 22.49 \text{kg/m}^2$。我国以 BMI 为依据对成人体重分类，见表 1-3-1。

表 1-3-1 成人体重判定

分类	BMI 值
肥胖	BMI ≥ 28.0

分类	BMI 值
超重	$24.0 \leqslant BMI < 28.0$
体重正常	$18.5 \leqslant BMI < 24.0$
体重过低	$BMI < 18.5$

资料来源:《成人体重判定》(WS/T428—2013)。

综上所述,口腔医师不可能对前来就诊的每一位患者的全身健康状况进行专业、彻底的检查和诊断。所以,准确详细的身体健康问询,包括既往史及目前疾病情况、生活习惯、不良嗜好、药物使用情况等,是我们获取其身体健康情况的主要方法。通过观察,我们也能大致了解一些情况,对于有一些异常表现的患者应提高警惕,不要轻易放过任何值得注意的症状和体征。再加上 BMI 计算值以及心率、血压、呼吸等基本生命体征的检查和口腔颌面部的检查,可以对患者的基本健康状况有大概的了解。如果需要,还可以要求患者做一些其他相关的辅助检查,比如心电图、血常规等。如果还是不能确定,应及时和患者的内科或其他专科医师联系,进行会诊和咨询。

一般情况下,ASA Ⅰ 和 Ⅱ 类患者可以比较安全地接受各种口腔治疗。对于 ASA Ⅲ 类患者,则需要做进一步的检查分析,并对风险因素进行相应的控制和治疗。如果风险因素降低,在做好充分准备的情况下,谨慎完成口腔治疗计划。如果患者经过进一步的全身治疗,病情仍然没有得到有效控制,风险因素依然较高,则应对计划实施的口腔治疗进行修改或终止;但在需要时可以考虑施行一些简单且需时较短的急诊治疗。如患者有急性牙髓炎,患牙有剧烈疼痛,可以进行开髓治疗以减轻患者急性疼痛症状,但治疗前应提前做好万全的准备。对于 ASA Ⅳ 类以上的患者,则必须立刻转诊到大的口腔医院或其他医疗机构。

第四节 ｜ 血压异常

简单地讲，影响血压高低的两大主要因素是心脏血液的输出量和全身组织器官内血管的阻力。例如心脏血液的输出量增高和 / 或血管阻力增高，则血压升高；反之，则血压降低。血管内压力比正常水平高，则为高血压；血管内压力比正常水平低，则称之为低血压。人体正常血压在心脏收缩期应 < 120mmHg，在心脏舒张期应 < 80mmHg。

一、高血压

高血压是人类最常见的慢性非传染性疾病之一，也是心脑血管病最主要的危险因素。其定义为未使用降压药物的情况下，非同日测量血压，收缩压≥ 140mmHg 和 / 或舒张压≥ 90mmHg。若患者既往有高血压史，目前正在使用降压药物，血压虽然低于高血压诊断标准，也诊断为高血压。目前我国采用的高血压分类：1 级高血压（轻度）收缩压 140 ~ 159mmHg 和 / 或 90 ~ 99mmHg；2 级高血压（中度）收缩压 160 ~ 179mmHg 和 / 或舒张压 100 ~ 109mmHg；3 级高血压（重度）收缩压≥ 180mmHg 和 / 或舒张压≥ 110mmHg。

美国心脏病学会 2017 年公布了新版高血压指南，制定了更为严格的高血压诊断标准，高血压被定义为≥ 130/80mmHg。根据血压测量的结果将高血压进行如下分类（表 1-4-1）。

表 1-4-1　美国心脏病学会血压分类（2017）

分类	收缩压 /mmHg		舒张压 /mmHg
正常血压	＜ 120	和	＜ 80
血压升高	120 ~ 129	和	＜ 80
Ⅰ期高血压	130 ~ 139	和 / 或	80 ~ 89
Ⅱ期高血压	≥ 140	和 / 或	≥ 90

高血压分级是以人体血压测量值较高的部分进行划分，例如：某患者血压测量结果为 125/95mmHg，其收缩压 125mmHg 只是属于血压升高；但因为其舒张压为 95mmHg，在进行高血压分类时，应将其归入 1 级高血压。血压检查位于正常高值范围的患者可以通过改变生活习惯，如清淡饮食、戒烟限酒、适当运动等控制和改善。1 级以上的高血压，除改变生活习惯以外，还需要辅以适当的药物治疗。

【风险】

血压升高除了可能导致拔牙以及口腔手术过程中出血较多外，由于患者对口腔治疗的紧张恐惧，以及口腔治疗过程中的不良刺激或者使用药物（如肾上腺素）等原因，在高血压的基础上，周围小动脉发生暂时性强烈收缩，可以导致血压急剧升高，从而可能引发高血压急症，可在短时间内发生不可逆性器官损害，是一种致命性的临床急症。

【应对】

1. **保证血压测量的准确性**　测量血压之前让患者在室内静坐 3 ~ 5 分钟，无论卧位或坐位，血压计的袖带应与心脏处于同一水平，患者仰卧在牙椅测量血压时注意不要交叉双腿。血压至少测量 2 次，每次相隔 1 ~ 2 分钟。如前 2 次测量结果相差较大，可适当增加测量次数，并取平均值，以保证其准确性。

人体血压会因为周围环境以及个人情绪等的变化而变化。一些患者常常对即将进行的口腔诊疗产生焦虑而导致睡眠不佳，进入口腔诊所后紧张、恐惧进一步加剧，这些原因可以导致暂时性血压上升。因此临床上遇到血压测量值较高的患者时，可以让患者平躺在牙椅上休息 5～10 分钟左右，再次测量血压。

2. 注意区分高血压和血压暂时性升高 除紧张、焦虑、疼痛外，睡眠不足以及服用咖啡因、苯丙胺等，也可以引起血压升高。因此在临床上鉴别口腔患者血压测量值升高是因为其本身的高血压，还是由于其他前述因素所引起，是非常重要的。对于血压没有得到控制的高血压患者，有时候需要停止拟进行的口腔治疗。但如果患者血压升高是由牙齿或周围组织急性感染引发的剧烈疼痛等一系列相关问题引起，应根据具体情况，尽可能实施有关治疗，以缓解患者的局部炎症和疼痛。但不分析具体情况，仅仅因为一次血压测量值偏高，就推迟或停止有关治疗是错误的。

3. 口腔治疗前对紧张焦虑患者进行干预 对于有明显紧张焦虑表现的高血压患者，可以给予镇静催眠药，术前一天晚上睡觉前口服，保证患者有充足的休息和睡眠。这类患者的口腔治疗或手术最好安排在上午进行，患者应避免在早餐饮用浓茶、咖啡或酒精饮料，诊所环境应保持安静，或播放轻松舒缓的轻音乐。患者进入诊室后，让患者平躺到牙椅上，嘱其全身尽量放松，用鼻深慢呼吸，待患者休息数分钟后再测量血压、心率。如果测量值偏高，则如前所述，让患者休息 5～10 分钟后，换另一侧手臂进行再次测量。

4. 术中良好的麻醉，慎用血管收缩药物 在口腔治疗过程中，医师操作动作要尽量轻柔，并尽快完成治疗。术区麻醉要彻底，不要让患者感觉任何疼痛。在局麻药物中加入 1∶100 000～

1 : 200 000 的肾上腺素，可以减慢组织对局麻药物的吸收，增强局麻的效果，但高血压患者的局麻应慎用含肾上腺素的麻醉药物。对于浅层的局部浸润麻醉，可以考虑使用少量的含肾上腺素的局麻药物，如 2% 利多卡因 +1 : 100 000 肾上腺素。使用量 4 ~ 5mL 一般不会引起血压的明显变化。但对于深部阻滞麻醉或需要注射较多剂量局麻药物时，应尽量避免使用含有肾上腺素或其他血管收缩药物的局麻药。

5. 2 级以上高血压患者应暂时终止治疗 如果间隔 10 分钟，分别在不同手臂上测量血压，两次的测量结果收缩压都 ≥ 160mmHg，或舒张压 ≥ 100mmHg，则应停止计划进行的口腔治疗，将患者转给临床专科医师进行治疗，直至血压得到有效控制。在一般的口腔诊所，对 2 级及以上的高血压患者禁止进行任何口腔治疗，以规避风险。

二、高血压急症

高血压急症是指在一些诱因的作用下，原发性或继发性高血压患者血压突然和显著升高，同时伴有进行性心、脑、肾等重要靶器官功能不全的表现。其病因包括：①患者本身有原发性或继发性高血压；②精神压力；③剧烈的、突然的疼痛；④没有按医嘱服用抗高血压药；⑤高血压患者局麻时不恰当使用血管收缩剂。

高血压急症的临床症状主要表现为：血压迅速升高，≥ 180/120mmHg，常以舒张压升高更为明显，同时伴有严重的头疼、恶心呕吐、胸闷气短。检查心动过速，脉搏快而强，可伴有鼻衄。眼底检查有视网膜出血、渗出及视神经乳头水肿。可有不同程度心、脑、肾功能障碍的体征，实验室检查有相应异常表现。对有以上临床表现的患者可考虑诊断高血压急症。

【风险】

高血压急症可发生在各级缓进型或急进型高血压患者。其病情凶险，进展恶化迅速，如抢救不及时或措施不力，可导致死亡。

【应对】

口腔诊所发生的高血压急症都是患者本身有原发性或继发性高血压，在寻求口腔治疗的过程中，由于恐惧或疼痛等诱因而发生。临床上要注意对高血压急症和轻度短暂的血压升高进行鉴别。

（一）预防措施

1. 甄别具有发生高血压急症可能的患者。

2. 注重帮助患者缓解精神紧张和恐惧心理。

3. 术前、术中和术后疼痛的有效控制。

4. 局麻药物中避免使用血管收缩剂。

5. 尽量缩短口腔治疗时间。

（二）临床治疗及紧急处理

1. 立即停止口腔治疗。

2. 安抚患者，嘱其尽量放松。

3. 拨打 120。

4. 抬高椅背，使其与地面成 30°～40°角为宜，发挥体位性降压效应。

5. 持续低流量吸氧。

6. 有条件的可同时行心电监护，密切观察血压、心率变化。

7. 应尽快使患者血压下降，做到迅速、安全、有效。临床可以选择舌下含服降压药物，如硝苯地平 10～20mg 或卡托普利 25～50mg，咬碎后舌下含服。一般在 5 分钟后血压开始下降，于 30～60 分钟出现最大的降压效果。如果首次服药降压效果不理想，30

分钟内可再次给药。如果有条件可建立静脉通道，用硝普钠 50 ~ 400μg 滴注，一般数秒钟就可以发生作用；或使用二氮嗪 75 ~ 300mg 静脉注射，数分钟即可起作用。其中以硝普钠效果最为理想，在没有条件使用硝普钠时，可静注二氮嗪。如病情不十分紧急，亦可使用 0.5 ~ 1mg 利血平肌内注射。

8. 昏迷的患者应注意保持呼吸道通畅。对伴有抽搐的患者应加强护理，防止其咬伤舌头以及发生摔伤而导致骨折。

三、低血压

低血压指血管内压力比正常水平低，一般指收缩压在 90mmHg 以下，或舒张压在 60mmHg 以下。有部分人群基础血压就偏低，这是一种正常状况，因此不能仅仅根据血压测量值就诊断低血压。低血压是指血压测量值明显低于其平时的基础血压，并引发一些全身症状，如头晕、头疼、恶心、疲倦及视力模糊等。

低血压可以由于血容量过低（如脱水）、内分泌失调（如甲状腺功能减退症）、充血性心力衰竭等引起。

【风险】

血压过低可以引起一过性中枢缺血而导致晕厥，重者可意识丧失，不及时处理有可能导致脑神经损伤并危及生命。

【应对】

（一）神经心源性晕厥

神经心源性晕厥是因为迷走神经介导的心动过缓而导致的血压降低。一般是由于患者对口腔治疗的恐惧、害怕或由于饥饿、身体虚弱以及疼痛等原因引起。因此治疗前应做好术前检查，与患者进行充分沟通，消除患者的疑虑和紧张情绪，并避免空腹时进行口腔治疗。

一旦发生晕厥，应立刻停止治疗操作，迅速放平牙椅，将患者置于头低脚高位，放松衣领和较紧的衣服，给予氧气吸入，用湿冷毛巾覆盖患者前额，并用氨盐刺激呼吸。同时，密切观测患者的生命体征，并确定可能的诱发因素。如果患者的情况在短时间内不能得到有效改善，应及时打电话叫救护车，寻求紧急医疗帮助。

（二）直立性低血压性晕厥

直立性低血压性晕厥多发于老年患者，可由药物引起。可能引起直立性低血压的药物主要包括：抗高血压药物、抗抑郁药物等，其中最常见的是引起血容量降低的利尿剂及血管扩张药物。因此对于年纪较大的，并正在服用此类药物的患者应提高警觉。患者平躺在牙椅上时应避免两腿交叉，当需要将椅位从平躺改到直立时应缓慢移动。治疗结束后应让患者坐在牙椅上等待数分钟后再站立下地。如果患者站立后感到头晕眼花，应立刻让患者坐回到牙椅上。如患者站立后摔倒或丧失意识，参照神经心源性晕厥的处理方式。在此类患者从牙椅上下来，到站立下地的过程中要始终有医护人员在侧。

（三）妊娠

妊娠期，尤其在妊娠后期可能发生一种特殊形式的低血压——仰卧位低血压综合征，即仰卧时子宫压迫腹主动脉和下腔静脉而引起的低血压。一旦发生这种情况，应让患者由仰卧位改为左侧卧位，患者血压会很快恢复正常。

大多数情况下，口腔诊所中急性低血压患者，可以通过头低脚高、仰卧的方法得到迅速有效解决。如果没有效果，则应考虑全身系统性疾病，应及时进行静脉输液或寻求紧急医疗介入。

第五节 ｜ 心脑血管疾病

心脑血管疾病是人体心脏和脑血管疾病的统称，是由于高脂血症、血液黏稠、动脉粥样硬化、高血压等原因所导致的心脏、大脑组织发生的缺血性或出血性疾病。心脑血管疾病是一种严重威胁人类，特别是 50 岁以上中老年人健康的常见病，具有高发病率、高致残率和高死亡率的特点。随着社会经济的发展，国民生活方式发生了深刻的变化，尤其是人口老龄化及城镇化进程的加速，中国心血管病危险因素流行趋势呈现明显上升态势。国家心血管病中心发布的《中国心血管病健康和疾病报告 2019》显示，我国心血管病患病率处于持续上升阶段，推算心血管病现患人数高达 3.30 亿。

心脑血管疾病主要包括冠状动脉粥样硬化性心脏病，即心肌供血血管的疾病；脑血管疾病，即大脑供血血管的疾病；由链球菌造成的风湿热对心肌和心脏瓣膜产生损害而引起的风湿性心脏病；以及由于胎儿发育问题，出生时就存在的心脏结构畸形造成的先天性心脏病和因为腿部静脉出现凝血块，发生脱落并移动至心脏和肺部而引发的深静脉血栓和肺栓塞等。

一、冠状动脉粥样硬化性心脏病

冠状动脉粥样硬化性心脏病简称冠心病，冠状动脉粥样硬化发展到一定程度，就会导致心脏冠状动脉管腔严重狭窄，造成心肌缺血、缺氧，从而发生一系列急性症状。

急性胸痛是冠心病最主要的症状，但胸痛同时又是普通门诊患者比较常见的主诉症状。在所有人群中胸痛的发生率高达 20% ~ 40%，综合医院急诊以胸痛为主诉的患者，占医院全部急诊患者的

25

5%，其病因多种多样。急性胸痛可能是由于普通消化不良引起，也可能为一些致命性疾病的主要临床表现，如急性冠状动脉综合征、主动脉内膜撕裂所致的主动脉夹层、肺血栓栓塞症、急性心包炎导致的心包积液、甚至心脏压塞、胸腔其他部位疾病所引起的如气胸、纵膈肿瘤及食道疾病等。

美国每年大约有 800 万患者因为胸痛去急诊治疗，其中约 50% 患者因怀疑为急性冠状动脉综合征而被收入住院，住院患者约有 50% 最终排除急性冠状动脉综合征。而在急诊室被排除急性冠状动脉综合征的患者，在回家后约有 1.3% 最后发生了心肌梗死。中国的临床资料显示，因急性胸痛的典型症状到急诊室就诊的患者，接近 15% 是急性心肌梗死，30% ~ 35% 存在不稳定型心绞痛，大约 4% 的急性心肌梗死患者因误诊而被允许从急诊室直接离院回家。可见，鉴定临床胸痛发作是否可能危及生命，有时候对有经验的临床专科医师都是难题，对于平时接触此类患者非常有限的口腔医师更是一个很大的挑战。

【风险】

冠心病分为两大类，慢性心肌缺血综合征和急性冠状动脉综合征，是口腔临床常见的较为凶险的一种急症。

【应对】

对于有冠心病病史的患者，口腔医师在实施治疗前应了解患者属于哪一种类型的冠心病及其严重程度，同时还应该考虑口腔治疗过程中及治疗后是否会发生与心血管疾病有关的并发症，应提前做哪些处理和准备。对于尚未或无法明确诊断的心血管疾病患者，风险评估较高，应及时转诊到大的专科医院。对于那些具有一定风险，但严重程度较低的患者，应创造良好的治疗环境，尽可能舒缓患者的紧张情绪和惧怕心理。另外，局部麻醉一定要完全彻底，在实施治疗过程中不要让患者有任何疼痛，必要时应请患者的专科医师予以协助。如果患者在诊所内发生缺血性胸痛，在拨打电话寻求紧急医疗救助的同时，应立即启动紧急处理程序，帮助患者缓解病情，减轻对身体重要器官的损伤，可以大大减少并发症和死亡率。明辨胸痛性质，找出胸痛原因，分析胸痛严重程度以及进行合理的危险评估，对正确处理胸痛与判断预后非常重要。鉴别胸痛原因并进行快速、正确的诊断，首先应排除可能危及生命的情况，如冠心病、主动脉夹层、动脉瘤和肺栓塞等。

（一）心绞痛

心绞痛是由于冠状动脉供血不足，导致心肌急剧的、暂时的缺血与缺氧所引起的临床综合征，一般比较稳定可控。稳定的心绞痛经常在运动或情绪激动时发作，在休息或服用硝酸甘油后得到有效缓解。如没有其他身体健康问题，可以把这些患者归于 ASA Ⅱ 或 ASA Ⅲ 类而施行相关的口腔治疗。

1. 致病因素

（1）冠状动脉粥样硬化造成血管堵塞。

（2）高血压病史。

（3）长期吸烟和 / 或饮酒史。

（4）身心压力。

（5）紧张焦虑，过度惊吓。

（6）口腔治疗时间过长。

2. 临床表现

（1）患者对其胸痛的临床描述往往是胸闷、胸紧，有压迫感。有时疼痛可以放散到下颌、手臂、上腹部，有的甚至可以到达背部。

（2）同时伴有惊恐、痛苦和濒死感。

（3）疼痛历时 1 ~ 5 分钟，很少超过 15 分钟。休息或含服硝酸甘油，疼痛 1 ~ 2 分钟（很少超过 5 分钟）消失。

3. 预防措施

（1）尽量消除患者的紧张情绪，必要时使用抗焦虑药物。

（2）良好控制术中疼痛。

（3）口腔治疗时间尽可能短。

（4）慎用或禁用含血管收缩剂的局麻药物。

（5）诊室预备急救药物。

4. 临床治疗及紧急处理

（1）立刻停止口腔治疗。

（2）视情况拨打 120。

（3）监测生命体征。

（4）经鼻吸氧。

（5）硝酸甘油（nitroglycerin）：0.3 ~ 0.6mg 片剂，置于舌下含化，其迅速为唾液所溶解而吸收，1 ~ 2 分钟即开始起作用，但约半小时后作用消失；亦可用长效的消心痛（硝酸异山梨醇 isosorbidedinitrate）5 ~ 10mg，舌下含化，一般 2 ~ 5 分钟见效，作用可维持 2 ~ 3 小时。

（6）在应用上述药物的同时，可考虑使用地西泮等镇静药物。

（7）病情稳定后，建议患者到临床医师处进行进一步检查治疗。

（二）急性冠状动脉综合征

急性冠状动脉综合征是一组由急性心肌缺血引起的临床综合征，包括不稳定型心绞痛、ST 段抬高型心肌梗死和非 ST 段抬高型心肌梗死。急性冠状动脉综合征是以急性发作的胸部疼痛或不适为主诉的心肌缺血或阻塞，进而导致心脏衰竭或引起心律不齐，是引起人类死亡的最主要原因。早期诊断和及早治疗可以减轻对心肌和心脏功能的损害，从而大大降低死亡率。

不稳定型心绞痛患者往往主诉心绞痛的发作频率、持续时间以及严重程度较前有所变化，在进行轻度运动或甚至休息时就可能发作，常常持续 20 分钟以上。心肌梗死的患者在休息时就有广泛而持续时间较长的心绞痛表现。由于不稳定型心绞痛发生心梗和死亡的概率很高，口腔医师对此类情况应加以重视和警惕。以下四种情况属于 ASA Ⅳ类，禁忌在诊所进行任何口腔治疗：①近期发生过心肌梗死；②近期心绞痛频繁发作；③心功能Ⅲ～Ⅳ级或有端坐呼吸、面色发绀、颈静脉怒张、下肢水肿等；④有三度或二度Ⅱ型房室阻滞等。

1. 致病因素

（1）高血压病史。

（2）肥胖、高血脂。

（3）吸烟、酗酒。

（4）长期身心压力。

（5）心绞痛病史。

2. 临床表现

（1）突然发作的胸部剧烈疼痛，表现为尖锐类似刀刺样疼痛，往往开始迅速，经过数分钟疼痛逐渐达到高峰。

（2）可伴有恶心、面色苍白、呼吸困难、全身乏力、出冷汗以及有濒死感。

（3）伴有心律不齐、血压升高或降低、心跳变慢。

（4）可以有突然的意识丧失。

3. 预防措施 同心绞痛。

4. 临床治疗及紧急处理

（1）立刻停止口腔治疗，拨打 120 寻求帮助。

（2）密切监测患者生命体征。

（3）将患者置于直立位，头和肩后部有支持，腿略抬高。

（4）如果患者不对阿司匹林过敏，立刻给予 162～325mg 阿司匹林嘱患者咀嚼后吞服。阿司匹林可以通过对环氧合酶的抑制，阻止血管内血栓的形成，防止血管堵塞情况进一步加重。

（5）舌下含服 0.3～0.6mg 硝酸甘油片，但如果患者在过去 24 小时因治疗性功能障碍服用过磷酸二酯酶-5 抑制剂西地那非，或过去 48 小时使用过他达那非，则禁止使用硝酸甘油，否则有导致严重的低血压甚至死亡的危险。另外，如果患者心率＜50 次/min 或＞100 次/min，收缩期血压＜90mmHg 或比其平时基础血压低超过 30mmHg，以及怀疑右心室梗死等，均不宜使用硝酸甘油。由于硝酸甘油具有较强的扩血管作用，有可能导致直立性低血压，因此在服用前最好让患者斜靠在牙椅上。如果首次服用硝酸甘油效果良好，可以每隔 5 分钟给药一次，最多 3 次。

（6）对于有缺氧或血氧饱和度测量值低于 90% 的患者，应给予吸氧。如果使用经鼻管吸氧，氧气流量应在 2～4L/min；如面罩吸氧，则流量应达到 8～10L/min。

口腔医师和诊所工作人员应熟练掌握心肺复苏的操作，以及自动体外除颤仪的使用。在必要时给予患者有效的心肺复苏和心脏除颤，有可能挽救患者的生命。

二、风湿性心脏病、先天性心脏病

在实施创伤性较大、出血较多的口腔治疗时，风湿性心脏病、先天性心脏病患者发生感染性心内膜炎的可能性较高。术前术后合理使用抗生素是防止这种风险发生的有效方法（详见第五章）。

三、脑血管疾病

口腔门诊发生的紧急脑血管疾病是指脑卒中。脑卒中是一种以脑部缺血或出血性损伤为主要临床表现的疾病，具有极高的病死率和致残率。主要分为出血性脑卒中（脑出血或珠网膜下腔出血）和缺血性脑卒中（脑梗死、脑血栓）两大类，其中以脑梗死最为常见。脑卒中发病急、病死率高，是人类最主要的致残致死性疾病之一。脑卒中除有很高的致死率以外，还可以引起口眼歪斜、半身不遂等周围或中枢性瘫痪以及失语、失认、失用等后遗症，严重影响患者的生活质量。

【风险】

脑血管疾病所引发的脑卒中属于急症，它是因为脑血管硬化，局部管腔变窄、变脆，当血流行至此处时，血流所产生的冲击对血管壁产生巨大的压力，最终导致血管破裂，引发脑出血，可导致患者发生偏瘫，甚至死亡；或者由于血管堵塞或栓塞，导致血液不能流入大脑，而大脑组织对缺氧非常敏感，很短时间就可以引起脑组织坏死而导致人体死亡。

【应对】

在口腔临床预防脑卒中的发生，最重要的是在诊疗前评估患者发生脑卒中的危险因素，以判断风险的大小。

（一）危险因素

1. **年龄**　55岁以后年龄每增大10岁发生脑卒中的概率增加1倍。

2. **性别**　女性高于男性。

3. **家族史**　父母、祖父母、兄弟姐妹有脑卒中病史，发生概率明显增高。

4. **高血压** 脑卒中发生的主要危险因素。

5. **心脏病** 脑卒中发生的另一主要危险因素。

6. **糖尿病** 与脑卒中发生关系密切。

7. **血液病** 如血小板减少性紫癜、红细胞增多症、白血病可引起出血性脑血管病。

8. **既往脑卒中史** 再次发生脑卒中的概率较无既往病史者大很多倍。

9. **短暂性脑缺血** 脑卒中发作的强烈信号。

10. **不良生活习惯** 如吸烟、酗酒、身体肥胖等。

11. **其他** 各种大的外伤、脑肿瘤放疗后等，可能引起出血性或缺血性脑血管病。

（二）应对措施

1. **详细了解患者的身体状况和既往史** 对于具有脑卒中高危因素的患者，尤其近期有短暂性脑缺血发生的患者，应加倍小心。应与患者的内科医师充分沟通，详细了解患者的近期情况，推迟或避免复杂以及非必要的口腔治疗。

2. **注意脑卒中的先兆征象** 研究发现，脑卒中常见先兆依次为：①头晕，特别是突然感到眩晕；②肢体麻木，突然感到一侧面部或手脚麻木，有的为舌麻、唇麻；③暂时性吐字不清或讲话不灵；④肢体无力或活动不灵；⑤有与平时不同的头痛；⑥不明原因突然跌倒或晕倒；⑦短暂意识丧失或个性和智力的突然变化；⑧全身明显乏力，肢体软弱无力；⑨恶心呕吐或血压波动；⑩整天昏昏欲睡，处于嗜睡状态；⑪一侧或某一侧肢体不自主地抽动；⑫双眼突感一时看不清眼前出现的事物。对于有脑卒中发生高危因素的患者，如果还有以上一种或几种先兆症状，发现后要尽早采取措施，及时把患者转诊到相关专科以明确诊断，提早治疗进而规避风险。

3. **有效控制短暂性脑缺血发作** 短暂性脑缺血发作是由于大脑特定部位的血液供应暂时受到阻碍，导致神经系统的功能障碍。短暂性脑缺血和脑卒中症状相似，但由于病灶部位不同，每位患者的症状都不太相同。普遍的症状是一过性黑矇、偏瘫、失语、偏侧感觉障碍（麻木），可有头晕、共济失调，罕有意识丧失。

短暂性脑缺血症状和体征往往在1小时左右消失，一般不会对身体造成永久性伤害。但研究表明大约有1/3的短暂性脑缺血患者最后有脑卒中的发作。当患者有短暂性脑缺血发作先兆时，应让其安静休息，并积极治疗，防止其恶化而发展成脑卒中。

4. **注意保持诊室的温度和通风** 季节与气候变化会使高血压患者情绪不稳，造成血压波动而诱发脑卒中。因此，诊所要注意保持合适的温度和良好的通风。

5. **准确有效的临床治疗和紧急处理** 一旦怀疑或确定患者脑卒中发生，应立刻停止正在进行的口腔治疗，打电话寻求紧急医疗帮助。在等待期间应持续监测患者的生命体征，保持呼吸道通畅，并给予吸氧（2~3L/min）。如果患者意识清楚，可让其仰卧，头部略往后倾。如果患者失去意识，呼吸或心跳停止，要马上实施心肺复苏术，直至患者呼吸心跳恢复或急救人员到来。

在以上过程中，切记避免对患者进行摇晃，且不要过多地垫高头部或让头部受到震动。如果患者发生呕吐，应将其头部偏向一侧让其吐出，并用高速吸引器或用干净的纱布缠绕在手指上，伸进患者口内将呕吐物清除干净，以防止堵塞气道。配戴活动义齿的患者应及时将义齿取出。

第六节 | 糖尿病

在正常情况下，人体血液循环血浆中葡萄糖的浓度基本维持在 3.9 ～ 7.8mmol/L，而糖尿病是由于胰岛素分泌缺陷，或其生物作用受损，或两者兼有而导致人体血糖病理性升高，它是一组以糖代谢紊乱、慢性高血糖为特征的代谢性疾病。据国际糖尿病联盟（IDF）最新发布的统计数据，2019 年我国约有 1.164 亿糖尿病患者，超过我国成年人总数的 1/10，高居全球首位，糖尿病及其并发症每年导致近 100 万人死亡。

糖尿病主要分为 1 型和 2 型，1 型糖尿病主要是由于个体对胰腺 β 细胞的自身免疫性破坏而引起，主要特点为患者体内无法生成足够的胰岛素，造成胰岛素缺乏。这种类型的糖尿病需要每天使用外源性胰岛素进行治疗。2 型糖尿病则主要是由于胰岛素抵抗和 β 细胞功能缺陷造成的。

【风险】

因糖尿病而长期存在的高血糖可以导致各种人体器官组织，特别是眼、肾脏、心脏、血管及神经等的慢性损害和功能障碍。没有得到有效控制的糖尿病可能在口腔治疗过程中引发相关问题，其中最常见最严重的并发症是低血糖，口腔医师对此要有所认识并做好充分准备。

【应对】

1. **糖尿患者诊疗前问诊** 糖尿病患者就诊时，除了详细的身体健康状况和既往史的问诊，还要注意了解患者目前使用控制血糖药物的名称、种类及其剂量，因为使用药物剂量的大小往往表明糖尿病的严重程度。

2. **糖化血红蛋白检查** 获取糖尿病患者最近一次糖化血红蛋

白的检查结果非常重要。糖化血红蛋白是血液红细胞中的血红蛋白与葡萄糖结合的产物，通常作为一段时间内平均血浆葡萄糖浓度的参考标准。一般来说，血红蛋白被糖基化的比例与一段时间内血浆葡萄糖浓度的水平呈正相关。

糖化血红蛋白是葡萄糖或其他糖与血红蛋白结合形成的，这个反应在红细胞生存的 120 天内始终进行，且不受血糖浓度的影响。因此，糖化血红蛋白可以反映患者近 8～12 周的平均血糖水平，而与抽血时间、患者是否空腹、是否使用胰岛素等因素无关，因此被认为是判定糖尿病长期控制是否良好的可靠指标。一般认为，糖化血红蛋白检测结果小于 7%，表示糖尿病患者病情控制良好。

3. **即刻血糖检查** 对于有条件的诊所，在糖尿病患者尤其是 1 型糖尿病患者口腔治疗前，提取患者手指血样，测量其治疗前即刻血糖水平十分重要。如无法检测即刻血糖结果，应询问患者最近一次空腹血糖的检查结果以供参考。如血糖水平过高，应果断推迟口腔治疗的实施。

4. **伴发疾病的检查** 糖尿病患者常伴有高血压和冠心病，因此对所有糖尿病患者，治疗前的血压测量应该成为常规。同时，注意收集分析患者心电图运动负荷试验结果。

一、低血糖症

低血糖症是一组由多种病因引起的血浆（或血清）葡萄糖水平降低，并足以引起相应症状和体征的临床综合征，而当血浆葡萄糖浓度升高后，症状和体征也随之消退。患者常以交感神经兴奋和 / 或神经精神及行为异常为主要特点，血糖浓度更低时可出现癫痫样发作、昏迷和死亡。

临床发生低血糖症一般是由于患者有重症疾病（如肝衰竭、肾衰竭等），身体糖消耗量增加（如剧烈运动、较严重的感染、身心压力等），因治疗糖尿病而口服降糖药物过量或因为某些原因能量摄入不足等。主要临床表现：虚弱出冷汗，有严重的饥饿感，全身颤抖，面色苍白；脉搏快而弱，伴头痛眩晕；严重的可以失去知觉，发生癫痫甚至昏迷。

【风险】

中枢神经系统不能合成葡萄糖，且贮存的糖原极少，故极短暂的低血糖就能引起明显的脑功能紊乱。如长期严重的低血糖未纠正可以导致患者脑细胞产生不可逆损害甚至死亡，是口腔临床患者，尤其是糖尿病患者最常发生的非常危险的紧急状况。

【应对】

口腔诊所的患者有很多对即将进行的口腔治疗心存疑虑和恐惧，再加上进食不足或使用降糖药物，很容易诱发低血糖。为尽量避免低血糖发生，糖尿病患者的口腔治疗最好预约在上午。医师应提前嘱咐患者，尤其是使用胰岛素的 1 型糖尿病患者，在就诊前应适当进食。

对于糖尿病患者，询问其近期血糖检测结果非常重要，最好能在口腔治疗前进行血糖测量，如果血糖测量 < 3.9mmol/L，即使患者没有任何不适情况，也不应该对其实施口腔治疗。因为低血糖症发生时，患者情况恶化进展速度很快。因此，口腔医师应熟知低血糖发生的临床症状，以便及早发现及早介入。需要注意的是，正在服用 β 受体拮抗剂的患者，出汗常常是其低血糖症发生的唯一早期临床表现。

1. 预防措施

（1）口腔治疗前注意适当进食，尤其对于 1 型糖尿病患者。

（2）缓解患者的紧张焦虑。

（3）选择合适的降糖药物及剂量。

2. 临床治疗及紧急处理

（1）立刻停止口腔治疗。

（2）给予患者经鼻吸氧，并测量生命体征和血糖水平。

（3）给予葡萄糖水或其他含糖饮料及高热量食物。

（4）伴有昏迷或抽搐等症状较重的患者，给予50%葡萄糖溶液静脉注射或肌内注射胰高血糖素。

具体方法如下：

1）如怀疑患者有低血糖症，但血糖测量值 > 3.9mmol/L，则排除低血糖。但应持续密切观察，让患者饮用含糖饮料，待血糖水平进一步升高后，经医患双方同意可考虑重新开始口腔治疗。

2）如果血糖测量值 < 3.9mmol/L，但患者尚清醒，并可以吞咽，应立即让患者口服葡萄糖水、含糖饮料、糖块或果汁，症状一般可以迅速得到改善。然后复查血糖，如果测量结果≥5.55mmol/L，让患者进食适量含高热量的食物，适当休息确认生命体征正常，可以让其回家。

3）如果经多次饮用糖水，3次复查血糖结果均 < 5.55mmol/L，血糖水平没有明显提高，应及时寻求紧急医疗救助，将患者送到医院进行进一步治疗。

4）如果血糖测量结果 < 3.9mmol/L，并伴有昏迷或抽搐等症状较重的患者，需立即静脉注射50%葡萄糖液 40～60mL，其中有90%以上的低血糖患者可以很快恢复。如果还无反应或反应并不良好，往往提示预后不良，以后可能会导致不同程度的脑部伤害，遇此情况应立即采取持续的静脉滴注5%～10%葡萄糖溶液。

5）如果是极度严重的低血糖症状，却未能及时静脉注射葡萄糖溶液的患者，应该首先给予肌内注射胰高血糖素 1～2mg，然后再静脉注射 25%～50% 的葡萄糖溶液。待患者清醒后，还必须随时饮用糖水或进食含高热量的食物，以预防随时可能出现的反复低血糖症状。肌内注射胰高血糖素易导致患者发生呕吐，应注意让其侧卧，防止呕吐物堵塞呼吸道。

低血糖症状很快缓解且在此过程中没有意识丧失的患者，如医患双方都同意，口腔治疗可以继续。严重低血糖出现意识丧失或有抽搐发作的患者，在低血糖恢复后需要转诊到综合医院进行进一步治疗。

二、糖尿病急性并发症

短时间、一过性的高血糖对人体无严重损害。比如在应激状态下，或情绪激动、精神高度紧张时，均可出现短暂的高血糖。一次进食大量的糖，也可出现短暂高血糖，随后血糖水平会逐渐恢复正常。然而长期持续的高血糖（一般指血糖测量值在 13.9mmol/L 以上），会使全身各个组织器官发生病变，导致急慢性并发症的发生。糖尿病急性并发症包括糖尿病酮症酸中毒、高渗高血糖综合征、糖尿病乳酸性酸中毒等。

糖尿病酮症酸中毒好发于 1 型糖尿病，其临床表现为早期三多一少正在加重；酸中毒失代偿后，疲乏，食欲减退，恶心呕吐，多尿，口干，头痛，嗜睡，呼吸深快，呼出气体带有烂苹果味；后期严重失水，尿量减少，眼眶下陷，皮肤黏膜干燥，血压下降，心率加快，四肢厥冷；晚期不同程度意识障碍，昏迷。

高渗高血糖综合征多见于老年 2 型糖尿病患者，病死率高于糖尿病酮症酸中毒，主要表现为严重的高血糖、脱水、高血浆渗透压而无明显的酮症酸中毒，可伴有不同程度的意识障碍或昏迷。

糖尿病乳酸性酸中毒主要发生于长期或过量服用苯乙双胍并伴有心、肝和肾疾病的老年糖尿病患者。它可单独存在或与糖尿病酮症酸中毒和高渗高血糖综合征并存，其病情严重，病死率高达50%以上。其主要表现为不同程度的代谢性酸中毒的临床特征。乏力、食欲降低、嗜睡、腹痛、头痛、血压下降、意识障碍、昏迷及休克是其常见表现。

口腔治疗前，有关糖尿病病情的问诊及检查十分关键，控制良好的糖尿病患者出现相关急症的风险相对较低。

【风险】

糖尿病患者有可能在包括口腔治疗等应激情况下发生糖尿病急性并发症，若抢救及时，一般可以逆转；若延误诊治，死亡率较高。因此，口腔医师对糖尿病急性并发症的识别、诊断和处理要有一定的认识和了解，及早采取相应的措施。

【应对】

1. 预防措施

（1）按医嘱定时服用糖尿病药物或注射胰岛素。

（2）有效控制疼痛和焦虑。

（3）积极控制感染。

（4）提倡健康的生活方式，控制体重。

2. 临床治疗及紧急处理

（1）停止正在进行的口腔治疗。

（2）测量血糖。

（3）立刻联系转诊到专科医院。

（4）如果患者可以进食，尽量多喝温开水。

（5）如果血糖测量数值过高，可以给予25~50U胰岛素肌内注射，以后每小时追加 15 ~ 20U。

三、感染

感染是糖尿病的严重并发症，是导致其死亡率上升的主要原因之一。糖代谢紊乱与感染两者相互影响，呈现恶性循环，使糖尿病合并感染患者死亡率较普通感染患者高出许多。

糖尿病患者的高糖状态使得细菌获得良好的生长环境而易于滋生，容易发生皮肤、泌尿系统以及口腔等部位的感染。高血糖又使血浆渗透压升高，抑制白细胞的趋化、黏附、吞噬能力，从而降低机体对感染的抵抗能力。

另外，糖尿病患者蛋白质代谢受损，体内蛋白质合成减慢，分解加速，使免疫球蛋白、抗体、补体和酶等重要物质生成减少，导致免疫力下降。糖尿病伴有血管病变，导致局部循环障碍，血流变慢，组织血液供应减少，影响局部组织对感染的反应。以上这些原因使得糖尿病患者容易发生感染，且感染一旦发生往往进展迅速，并常引起其他各种并发症。

对于糖尿病患者颌面部的感染，即使发生在局部，范围很小也应注意密切观察，在进行积极抗感染的同时，亦应随时检查患者血糖情况，必要时与其内分泌科医师进行合作。

第七节 | 呼吸系统急症

呼吸系统急症是指由于呼吸系统病变造成呼吸急促或呼吸困难而在临床引发的急症。呼吸系统急症主要包括呼吸道异物堵塞、哮喘、过度通气综合征以及呼吸停止等。

呼吸系统急症之所以凶险是因为它可能导致呼吸衰竭，患者一旦发生缺氧，可以在极短的时间内陷入昏迷甚至死亡。

由于发生在呼吸系统的急症往往比较凶险、进展迅速、后果严重，筛选鉴别高风险患者是最直接有效的防范措施。另外，大多数呼吸系统急症的发生都与患者的紧张焦虑密切相关，因此良好的麻醉止痛和有效减轻患者紧张情绪，应贯穿在口腔治疗的始终。一些相关的基本急救器材和药品，如氧气及其加压输送装置、气管扩张剂和肾上腺素等应是所有诊所的必备物品。

一、呼吸道异物堵塞

呼吸道异物堵塞是口腔临床比较常见的急症之一。

1. 口腔临床呼吸道异物堵塞发生的原因

（1）患者体位：口腔诊疗过程中，患者一般是采用仰卧位。如果患者体位过度后仰，滑脱的异物则非常容易直接进入咽喉部而被误咽，进而引起呼吸道堵塞。

（2）治疗牙位：一般认为对上颌后牙进行诊疗时由于视野问题，患者常常需要保持后仰体位，这会增加口内异物误咽的概率。但从临床病例报告的治疗牙位情况来看，下颌磨牙发生的概率相对更高，可能是由于操作空间有限，手指和操作器械容易被唾液湿润而导致器械滑脱。另外，医师操作时手指和器械更容易接触刺激舌咽部，从而引起患者的吞咽反射。

（3）患者年龄和健康状况：异物的误咽容易发生于治疗过程中不配合、哭闹的幼儿和老年患者，脑出血、脑血栓等后遗症的患者，以及神经性痴呆、喉返神经麻痹、甲状腺术后吞咽失调、咽部对刺激反应迟钝等患者。呕吐反射敏感的患者也是误咽的高发人群。

（4）忽视临床操作安全规则：一些口腔医师尤其是刚刚接触临床不久的年轻医师临床操作技术不熟练，欠缺对细小器械的手感和掌控力，再加上对异物误咽后果的严重性认识不足，思想上麻痹大意，不重视安全操作的规则和细节，是在诊疗过程中发生误吞、误吸意外的根本原因。

2. 呼吸道异物堵塞的分类

（1）喉异物：异物入喉时，会立即发生呛咳、反射性喉痉挛，从而引起吸气性呼吸困难及喘鸣。若异物停留于喉部上口，则有声音嘶哑或吞咽困难。稍大异物若阻塞于声门可立即导致窒息，如处理不及时可导致死亡。

（2）气管异物：异物刚吸入气管时，其症状与喉异物相似，以呛咳为主。随后，活动性异物随气流移动，可引起阵发性咳嗽及呼吸困难。在呼气末期于气管处可听到异物冲击气管壁和声门下区的拍击声，并在甲状软骨下可触及异物撞击的震动感。由于气管腔被异物所占，或声门下发生水肿而变得狭小，导致呼吸道不完全堵塞，患者可有严重的呼吸困难，并可引起喘鸣。

随着时间延长，由于呼吸道分泌物以及其他原因，呼吸道不完全堵塞可以发展至完全堵塞。患者表现为不能言语、极度痛苦面容，同时伴有严重发绀。如未能及时排出异物，患者将发生昏迷甚至死亡。

（3）支气管异物：早期症状与气管异物相似。由于不同种类的异物可以出现不同的症状。如异物对黏膜刺激较大，常出现高热、咳嗽、咳脓痰等急性支气管炎症状。若为金属异物，对局部刺激较小，如不发生完全性阻塞，可存留在支气管中数月而无症状。

由于异物嵌顿于支气管可能造成不同程度的阻塞现象，相应会出现不同症状。

1）支气管不完全阻塞：吸气时气管扩大，空气可进入；呼气时因支气管缩小，呼出气少，导致阻塞处远端气体不断增加，形成阻塞性肺气肿。检查时可发现：①呼吸时患侧胸部运动受限；②患侧呼吸音减弱、语颤减弱，叩诊呈鼓音。

2）支气管完全阻塞：呼气、吸气时空气均无法通过，阻塞处远端空气逐渐被肺吸收，形成阻塞性肺不张。检查时可发现患侧呼吸运动受限，患侧胸部平坦，呼吸音减弱或完全消失，语颤减弱，患侧叩诊呈浊音。

【风险】

呼吸道异物堵塞轻则可引起急性支气管炎或阻塞性肺气肿；严重的可引起呼吸道的完全堵塞，导致患者窒息死亡。

【应对】

呼吸道异物堵塞的临床应对可参考第二章第四节。

二、哮喘

支气管哮喘简称哮喘，是由多种细胞及细胞组分参与的慢性气道炎症，此种炎症常伴随引起气道反应性增高，导致反复发作的喘息、气促、胸闷和 / 或咳嗽等症状，多在夜间和 / 或凌晨发生，此类症状常伴有广泛而多变的气流阻塞，可以自行或通过治疗而逆转。

哮喘的致病因素有：①遗传因素，哮喘是一种复杂的，具有多基因遗传倾向的疾病；②室内变应原，如尘螨、宠物等；③室外变应原，如花粉等；④职业性变应原，如油漆、活性染料等；⑤食物，如鱼、虾、牛奶等；⑥药物，如阿司匹林、抗生素等；⑦非变应原性因素，如大气污染、吸烟、运动等。

由于气候变化、空气污染等原因，哮喘发病率不断增加。王辰院士团队 2019 年发表在《柳叶刀》上的一项研究显示，中国 20 岁及以上人群哮喘患病率为 4.2%，患病总人数达 4 570 万。值得注意的是其中有高达 71.2% 的哮喘患者在此前未得到明确诊断。因此口腔医师在临床遇到有哮喘问题患者的概率非常高。

哮喘发作时的表现不尽相同，发作可以很快，常常在几分钟之内，也有的经过几个小时。哮喘发作前几分钟患者往往有过敏症状，如鼻痒、眼睛痒、打喷嚏、流涕、流泪和干咳等，这些表现叫先兆症状。随后，立即出现胸闷，胸中紧迫如重石压迫；约 10 分钟后出现呼气困难，可以清楚听到哮鸣音；患者被迫端坐，头向前伸，双肩耸起，双手支撑，用力喘气。这样的发作可持续几分钟至半小时，自行或经治疗而缓解。

哮喘发作严重时，支气管发生严重痉挛以致没有足够的空气在其中运动，而无法产生哮喘所特有的哮鸣音。有些口腔医师可能会误认为患者病情缓解，其实这是一个危险的信号。最终患者可能无法讲话并有发绀情况，这时患者有生命危险，需立刻进急诊室抢救。

【风险】

哮喘急性发作的轻重程度不一，偶尔可在数分钟内即出现严重呼吸困难，危及生命。

【应对】

1. 预防措施

（1）识别有风险的患者：病情控制良好的哮喘患者，在口腔诊所发生呼吸道紧急情况的可能性很小。但对于病情控制不好的患者加上其对即将进行的口腔治疗的紧张惧怕以及口腔诊所特殊气味的刺激，很容易诱发哮喘的急性发作。

（2）选择进行治疗的时间：由于哮喘多在夜间和/或凌晨发生，因此口腔治疗最好安排在中午前后，避开哮喘的易发时段。对于有哮喘症状或近期有急性哮喘发作的患者应推迟口腔治疗，建议先到综合医院就诊治疗，待哮喘症状减轻并稳定后再进行被推迟的口腔治疗。

（3）缩短每次口腔治疗的时间，治疗过程中减轻患者的紧张，良好控制疼痛。

（4）术前使用支气管扩张药物。对于慢性中重度哮喘患者，口腔治疗前可以预防性吸入治疗哮喘的药物。

（5）避免使用可能诱发哮喘的药物。

（6）治疗室预备支气管扩张气雾剂。

2. 临床治疗和紧急处理　患者在口腔诊所一旦有哮喘急性发作时，应立刻停止口腔治疗，嘱患者取坐位并予以背部支持；保持诊室安静及通风良好，避免室内刺激性气体；注意缓解患者的焦虑及紧张；清除痰液并协助排痰、吸痰；辅助适当湿化的高流量吸氧（4～6L/min）；必要时行人工或机械辅助呼吸。

如果患者仍然意识清醒，可以给予沙丁胺醇和特布他林等药物经口鼻吸入。此类药物通过扩张或减轻支气管痉挛而生效，一般患者可以得到快速有效缓解。患者缓慢吸入气雾后要屏住呼吸大约10秒钟，让药物尽可能在肺部停留。如果患者失去意识或不能配合，应在等待紧急救援的同时，肌内注射肾上腺素或异丙肾上腺素，以扩张支气管。但这些药物可能会过度刺激心脏，如果患者有心脏病应谨慎使用。

有条件的诊所可以用氨茶碱 0.25g 加 25% 葡萄糖注射液 20～40mL 静脉推注，随后可继续用氨茶碱 0.25g 加 25% 葡萄糖注射液

100mL 静滴，但总量不宜超过 1.5g。如果哮喘状态持续，可以用氢化可的松 100～200mg 加 25% 葡萄糖溶液 40mL 静脉推注或地塞米松 5～10mg 加 10% 葡萄糖溶液静脉滴注。

三、过度通气综合征

过度通气综合征是以呼吸困难为突出表现，没有相应的器质性心肺疾病，伴随焦虑和过度通气的一组综合征。过度通气呼出大量的 CO_2，导致 $PaCO_2$ 降低，出现低碳酸血症和呼吸性碱中毒。继而引发脑血管收缩、脑血流下降、脑缺氧，出现头昏、视物模糊、黑蒙、眼前发黑，甚至晕倒，以及手足和上下肢麻木，严重时可以有四肢抽搐。

过度通气综合征是一种常见疾病，但很容易被漏诊或误诊，多见于年轻女性。在我国，过度通气综合征患者约占门诊患者的 10% 左右。国外有文献报道，有高达 47% 的不明原因眩晕是由过度通气所引起。

对即将进行的口腔治疗的恐惧以及自我预期的疼痛可以导致患者精神焦虑，使其呼吸加速，呼吸加速又加剧患者的惊恐和紧张，导致过度通气综合征。

过度通气综合征的临床症状：①呼吸系统，憋气、吸不到底、胸部发紧或"堵"；②心血管系统，胸部不适、心跳加快、手脚冰凉和濒临死亡感；③神经系统，手足和上下肢麻木、四肢强直甚至晕厥。其主要特点为虽然症状很严重，但临床检查时生命体征一般较平稳，未见特殊异常。

【风险】

如果不及时干预，过度通气综合征可继发低碳酸血症和呼吸性碱中毒，导致脑缺氧合并身体其他系统功能障碍。

【应对】

1. **预防措施** 主要针对其致病因素，尽量舒缓患者的紧张焦虑。治疗前可以适当使用镇静药物，术中保持良好的止痛。

2. **临床治疗及紧急处理** 一般来讲，手指发麻是患者发生呼吸性碱中毒最早期的症状，口腔医师应指导患者减慢呼吸的速度，使其减少氧气的吸入使得血液中二氧化碳的水平提高。

常用的方法为让患者撅嘴呼吸，或闭嘴并堵住一侧的鼻孔而只用一个鼻孔呼吸。另外一个简单有效的方法是纸袋呼吸法：即将5~10L 纸袋或塑料袋放于口鼻上并密闭，只利用纸袋或塑料袋中的气体进行呼吸。当血液中二氧化碳水平恢复到正常水平，患者的症状可以很快消失。过度通气症状持续比较少见，一旦持续，出现意识障碍与抽搐发作时应开放静脉通道，用咪达唑仑或地西泮缓慢静脉滴注，直至患者放松、呼吸恢复正常。

四、呼吸停止

呼吸是人类生命的重要体征之一，正常成年人每分钟呼吸大约12~20次。呼吸停止是指患者呼吸停止，但心脏仍然还在活动的情况。

呼吸停止是由气道梗阻、呼吸中枢功能减退或呼吸肌无力引起的。气道梗阻可为完全性或不完全性。对昏迷或虚脱的患者，气道梗阻最常见的原因为肌张力丧失，舌根后移到口咽部引起上呼吸道阻塞。上呼吸道梗阻的其他原因包括血凝块、黏液、呕出物或其他异物的堵塞，声带痉挛和水肿，以及咽喉部的炎症、新生物或创伤等。下呼吸道梗阻发生于吸入颗粒性胃内容物，广泛严重的支气管痉挛或肺部气体交换面积大幅度减少（如肺炎、肺水肿、肺部出血）等。

呼吸中枢功能减退可能是由于酒精或毒品，也可能因为严重的低血糖或低血压而引起。呼吸肌无力则是因为神经肌肉性疾病引起（如重症肌无力等）。

【风险】

正常人呼吸停止 5 分钟以上就可能因为机体缺氧而造成人体重要脏器不可逆的损伤，尤其是大脑。如果呼吸不能迅速恢复，心跳会很快停止。

【应对】

如果发现患者呼吸变得吃力或不稳定，接着如果观察到患者身体晃动，迷糊甚至无法讲话，往往表明患者呼吸困难。一旦呼吸停止患者会很快口唇发绀并陷入昏迷。对于呼吸停止的患者应立刻采取行动，使用面罩将氧气用加压方法送入患者体内，直至救护人员赶到。

以下情况多发生在口腔诊所施行静脉麻醉的患者：

1. **呼吸道堵塞**　在口腔诊疗过程中一旦发现患者有呼吸困难、血氧浓度降低等，首先怀疑有呼吸道堵塞情况，应立刻检查并清除口腔和呼吸道可能存留的堵塞物。患者平躺时，把手指放置于患者下颌下方将其向上轻轻提拉，让患者头部略微后仰，颏部向上。口腔医师站在患者头部附近，用双手的中指分别放置在患者的左右下颌角部位，向上用力，上提下颌骨并牵拉后坠的舌根，使其脱离咽喉部以解除气道堵塞。同时，让患者吸入纯氧，直至患者呼吸恢复，血氧浓度上升。如果情况不见好转，则应考虑喉痉挛的可能。

2. **喉痉挛**　喉痉挛指喉部肌肉反射性痉挛收缩，使声带内收，声门部分或完全关闭，导致患者出现不同程度的呼吸困难，甚至完全性的呼吸道梗阻。正常情况下，这是机体防止外物进入喉部、气管或肺部的一种保护性反应。喉痉挛轻者可表现为轻微吸气性喘鸣，重者可出现完全性上呼吸道梗阻。尽管前者不属于致命性发作，但是处理不当可迅速发展成后者。完全性上呼吸道梗阻表现为吸气性喘鸣消失，尤为重要的是这种"无声"性梗阻不能误认为临床表现改善。

口腔诊所发生的喉痉挛一般是由于气道内血液、分泌物或呕吐、返流的胃内容物等刺激诱发所致。一旦患者有喉痉挛发生，口腔医师应立刻停止治疗，对已经开始的手术部位进行加压处理，防止继续出血；暴露并清除咽喉部分泌物；用纱布包裹，止血钳钳夹或用缝合线牵引等方法将患者的舌头向外牵拉，并向上提拉患者的下颌骨，以保持呼吸道通畅，同时面罩加压予以纯氧吸入。经过以上紧急处理后，按压患者的胸部，如果在其口鼻部位可以听到呼气声，则表明痉挛情况解除。

如果痉挛情况没有好转，在加压给予纯氧的同时，轻度痉挛的患者可以考虑给予 10～20mg 琥珀胆碱静脉注射，重症则加量到 20～40mg。口腔医师可以先尝试使用小剂量，一般注射后5分钟左右起效。如效果不明显，再给予较大剂量。对于无法进行静脉注射的患者可以肌内注射琥珀胆碱 4mg/kg。在患者呼吸恢复通畅前，口腔医师在使用药物的同时，应继续维持患者气道通畅以及给予加压纯氧。对重度喉痉挛，紧急情况下可行环甲膜穿刺给氧。

3. 支气管痉挛　支气管痉挛是支气管壁的肌肉受到外界的刺激突然发生收缩而引起。支气管痉挛导致通气不畅，表现为呼吸困难、哮喘、缺氧，严重时可以窒息死亡。吸烟可直接或间接引起支气管痉挛，因此患者诊疗前吸烟情况的询问了解是必要和有意义的。

治疗支气管痉挛最简单有效的方法是让患者吸入速效 β_2 肾上

腺素受体激动剂和氧气。对于无法配合吸气的患者可以给予 0.3 ~ 0.5mL 1 ∶ 10 000 肾上腺素皮下注射和加压纯氧。由于肾上腺素可以导致心律失常和血压升高，对于有心脏病史的患者使用时要特别小心。

第八节 | 癫痫

癫痫以抽搐发作为特征，是一组由于脑部神经元异常过度放电所引起的突然、短暂、反复发作的中枢神经系统功能失常的临床综合征。抽搐发作形式很多，有些发作可以是非常短暂甚至几乎无法察觉，也可以是长时间的剧烈抽动。

《中华医学信息导报》2019 年报告：据统计中国约有 900 万左右的癫痫患者，其中 500 万 ~ 600 万是活动性癫痫患者，400 万例左右癫痫患者没有得到合理、规范的治疗，在中国癫痫已经成为神经科仅次于头痛的第二大常见病。在牙科诊所诊疗期间，癫痫发作的病例并不罕见。

癫痫患者中 90% 有全面性发作史，临床表现为口吐白沫、牙关紧闭、意识丧失、身体剧烈抽搐，呼吸受影响时还会出现发绀。癫痫发作有自限性，发作可自然停止。

【风险】

癫痫病作为一种慢性疾病，长期频繁发作可对患者的身心、智力产生严重影响。另外，癫痫患者经常会在任何时间、地点、环境下且不能自我控制地突然发作。如果发生在口腔治疗中，有可能导致窒息、异物误吞和误吸以及因为跌倒而引起身体其他伤害，严重者有生命危险。

【应对】

牙科诊所最常见的为癫痫全面性发作。如果患者不是第一次发作，口腔医师可以从家属那里了解很多关于患者癫痫发作的有用信息。如果是首次发作或此次发作明显与以往不同，应尽快送至综合医院进行检查评估。

1. **鉴别诊断**　抽搐症状除出现在癫痫外，还会出现在局麻药过量、过度通气综合征和严重低血糖时，应注意鉴别。局麻药意外可在注射后几秒钟内发生惊厥，局麻药过量导致的惊厥则往往在注射后 5～10 分钟发作。过度通气在未得到有效治疗症状逐渐加重时也可发生抽搐。严重的低血糖亦可出现意识丧失和抽搐。

2. **临床治疗和紧急处理**　如果患者的癫痫发作在口腔治疗过程中，应立刻停止正在进行的临床操作。要注意防止患者意识突然丧失而跌伤，应迅速移开周围的硬物、锐器，避免对其身体造成伤害，并将患者置于仰卧位，将脚抬高。

临床紧急处理的首要原则是在癫痫发作时防止患者自身伤害并保证充分的通气和供氧。应迅速松开患者衣领，使其头转向一侧，以利于分泌物及呕吐物从口腔排出，防止流入气管引起呛咳窒息。不要向患者口中填塞任何东西，不要灌药。在患者癫痫发作的过程中应持续观察患者呼吸道通畅情况，防止气道堵塞，并监测其生命体征以及以 6～8L/min 的速度给予患者吸氧。

如果患者口腔内有可摘义齿或纱布棉卷，应立刻取出。如果硬将牙垫放入患者口内以试图防止舌咬伤，则有可能导致患者牙齿折断、撕脱和口腔软组织损伤。不要掐患者的人中，这样对患者毫无益处。不要在患者抽搐期间强制按压患者四肢，过分用力可造成骨折和肌肉拉伤，增加患者痛苦。大多数癫痫发作是自限的，一般持续不超过 2～5 分钟。如果连续发作或频繁发作时应迅速将患者送往医院。

第九节 ｜ 甲状腺危象

甲状腺是人体的一种内分泌腺，可以产生三碘甲状腺原氨酸（T3）、甲状腺素（T4），对控制身体的生长发育和代谢功能等起到关键作用。甲状腺功能异常包括甲状腺分泌过多（甲状腺功能亢进症，简称甲亢）和甲状腺分泌过少（甲状腺功能减退症）。甲状腺危象是甲状腺毒症急性加重的综合征，其发生原因与甲状腺激素在短期内大量释放到血液循环中有关。

甲状腺危象多发生于较重甲亢未予治疗或治疗不充分的患者。常见的诱因有呼吸道和泌尿道感染、手术、创伤、妊娠、肾上腺素等药物的使用以及精神刺激等。

其临床表现主要有：①体温升高，本症均有体温急骤升高，体温常在39℃以上，大汗淋漓，高热是甲状腺危象的特征表现，是与重症甲亢的重要鉴别点；②中枢神经系统，精神变态、焦虑很常见，也可有震颤、极度烦躁不安、谵妄、嗜睡，最后陷入昏迷；③循环系统，心动过速，心率一般140次/min以上，与体温升高程度不相关，可出现心律失常，也可以发生肺水肿或充血性心力衰竭；④消化系统，食欲极差，恶心、呕吐频繁，腹痛、腹泻明显。

【风险】

甲状腺危象在临床十分罕见，但一旦发生，病情急重，会有生命危险。有报告显示甲状腺危象的病死率为20%以上。如果及时治疗，患者病情多1~2天好转，1周内恢复。因此，口腔医师对此应该有所了解和认识。

【应对】

口腔医师在临床主要根据以下几点可以基本确定甲状腺危象的诊断：有甲亢病史，且未得到有效控制；高热（38.5~40℃），大汗淋漓；心动过速（140 次 /min 以上）；神经、精神症状；具有可能的诱发因素。

发生甲状腺危象的患者均有甲亢病史，因此对甲亢患者要提高警惕。一旦发生疑似症状，应尽早诊断并采取措施，可以大大减轻其不良预后。

1. **预防措施**　主要针对高危患者的筛选，病情没有得到控制的甲亢患者应予以转诊或等到病情得到控制以后再行有关的口腔治疗。在对有甲亢病史的患者进行口腔治疗前，应注意舒缓其紧张情绪，做好术中止痛，局麻过程中慎用肾上腺素。

2. **临床治疗及紧急处理**　口腔医师一旦怀疑患者有甲状腺危象的可能，应立刻停止口腔诊疗，寻求紧急协助。与此同时，应密切监测患者的体温、心率、血压以及血氧情况，在救护人员到达之前进行对症治疗。

甲状腺危象患者的高热的独特之处是水杨酸类药物对其几乎不起作用。另外要特别注意，非甾体抗炎药可以抑制甲状腺结合类激素而导致甲状腺危象加重，应该禁止使用。甲状腺危象患者高热时可按体重口服 15mg/kg 对乙酰氨基酚，同时用冰袋冷敷，酒精擦拭，风扇吹风等方法进行物理降温。发现患者有大量出汗，可以让其大量饮用电解质饮料，有条件的亦可静脉输液以补充丢失的体液和电解质。发现有血氧降低的情况应给予吸氧。

总之，在口腔诊所一旦发现可疑的甲状腺危象患者最重要的是尽快将其转送到相关医疗单位进行处理。

第十节 | 肾上腺危象

肾上腺危象指由各种原因导致肾上腺皮质激素分泌不足或缺如而引起的一系列临床症状，可累及多个系统。其病因多由于肾上腺皮质严重破坏致肾上腺皮质激素绝对不足，或慢性肾上腺皮质功能减低，患者在某种应激情况下肾上腺皮质激素相对不足所引起。

肾上腺危象主要发生在肾上腺激素分泌低下，即原发性慢性肾上腺皮质功能减退症患者和长期大剂量服用类固醇激素患者。主要诱发因素为紧张、压力和焦虑。肾上腺危象可能因为以下情况引起：

1. 原发性慢性肾上腺皮质功能减退症（又称 Addison 病），因感染、创伤和手术等应激情况，或因为突然停减激素而诱发肾上腺皮质功能急性减退，可能引发肾上腺危象。

2. 因为治疗原因，长期大量使用肾上腺皮质激素，患者垂体、肾上腺皮质已受重度抑制而呈萎缩状态，如果突然停药或过速减量，可引起肾上腺危象。

3. 肾上腺手术后，因依赖下丘脑、垂体的肾上腺皮质增生或其他疾病（如转移性乳腺癌），进行肾上腺切除术；或者肾上腺腺瘤摘除术后，存留的肾上腺常发生萎缩。而下丘脑 - 垂体 - 肾上腺轴的功能由于腺瘤长期分泌大量皮质醇而受到抑制，其功能的恢复需要至少 9 个月或 1 年以上，如不补充激素或在应激状况下不相应增加激素剂量，也可引起急性肾上腺皮质功能减退。

4. 急性肾上腺出血、坏死，最常见的病因为严重脓毒症合并全身和双侧肾上腺出血。其他病因有全身性出血性疾病合并肾上腺出血，癌瘤的肾上腺转移破坏，外伤及抗凝药物治疗等引发的肾上腺出血。

5. 肾上腺皮质储备功能降低或先天性肾上腺皮质增生症。

肾上腺危象的临床表现主要有：经常性不明原因的发热；有厌食、恶心、呕吐等消化道症状，也可伴有腹痛、腹泻等；心率快速，可达 160 次 /min，四肢厥冷，血压下降；常有不同程度的脱水征象存在；神经系统方面有萎靡、无欲、淡漠、嗜睡、极度衰弱状，也可表现为烦躁不安、谵妄、神志模糊，甚至昏迷、死亡。

【风险】

肾上腺危象发生如果得不到及时正确的处理有可能导致生命危险。肾上腺危象多发生在有原发性慢性肾上腺皮质功能减退症患者；长期大剂量使用类固醇药物的患者发生肾上腺危象的可能性也较高。肾上腺危象可以发生在任何一种口腔治疗过程中，但以拔牙期间发生较多。

【应对】

肾上腺危象的临床表现包括肾上腺皮质激素缺乏所致的症状，以及促进或造成急性肾上腺皮质功能减退的疾病表现。肾上腺皮质激素缺乏大多为混合性，即糖皮质激素和盐皮质激素两者皆缺乏。早期诊断对于挽救患者生命十分关键，因此口腔医师对此急症要有足够认识，千万不要等到确诊后再实施治疗。

1. **预防措施**　口腔医师防止肾上腺危象在诊所发生应主要针对主要的致病因素。如果在患者全身健康状况的问询过程中发现患者已经被诊断为肾上腺激素分泌低下，口腔医师应注意收集其完整病史，包括是因何种原因引起激素的分泌较低及其严重程度。尤其要注意的是如果患者同时有结核或人类免疫缺陷病毒（HIV）感染应更加提高警惕，因为这些机会性感染有可能侵犯肾上腺，使其功能发生变化。对于正在服用激素的患者，口腔医师应尽可能减轻患者对口腔诊疗的恐惧和担心，因为精神压力和焦虑会明显增加人体对肾上腺素的需求。

在治疗过程中应使用长效麻药，良好地控制患者术中和术后的疼痛。对于有出血情况的口腔治疗如拔牙、牙周手术等，应尽量减少术中出血，因为血压降低会增加肾上腺危象发生的风险。

2. 临床治疗及紧急处理　由于人体皮质醇激素水平一般在早晨较高，肾上腺激素分泌低下患者的口腔治疗最好安排在上午进行。对于有发生肾上腺危象风险的患者，不建议在条件一般的口腔诊所施行较复杂或需时太长的口腔治疗；而较简单以及需时较短的口腔治疗，在适当给予患者激素的情况下是相对安全的。

虽然长期使用类固醇激素可抑制肾上腺的功能，但很多研究表明以下情况不需要额外补充激素：长期服用类固醇激素的患者在局部麻醉下进行口腔常规的治疗和手术，以及每天服用类固醇激素的剂量不超过 5mg，或患者在超过 3 个月前已停止使用类固醇激素。

如果患者每天使用类固醇激素的剂量超过 7.5mg，建议患者在口腔治疗的当天将平时服用的剂量加倍。但如果口腔治疗是在全麻情况下进行，患者发生肾上腺危象的风险显著提高，必须补充额外的激素。由于巴比妥类药物和酮康唑有促进氢化可的松代谢，并降低血清中氢化可的松水平的作用，因此应避免给肾上腺激素分泌低下患者使用。

口腔医师一旦怀疑患者有肾上腺危象的情况，应立刻停止治疗操作，测量患者的生命体征，并寻求紧急医疗救助。如果患者有低血压的情况，应使患者平躺并将其腿部抬高。同时，以 6L/min 的速度给患者吸入纯氧。另外，诊所工作人员应尽可能给患者建立静脉输液通道，推注 100mg 氢化可的松。建立静脉输液通道除了方便给药外，还可以缓解患者的低血压情况。

如果没有办法或没有条件进行静脉输液，可以用地塞米松 4mg 肌内注射。在紧急救护人员前来之前，应持续监测患者的生命体征，如果情况恶化或患者发生昏迷、呼吸心跳停止，应立刻启动心肺复苏。

第十一节 ┃ 特殊患者

一、妊娠期患者

随着二孩政策的实施，妊娠妇女的比例将会大幅提升。换言之，口腔医师在临床接接诊妊娠期患者的概率也会增加。

整个妊娠期约经历 280 天（40 周）。临床上分为 3 个时期：妊娠未达 14 周称为早期妊娠；第 $14 \sim 27^{+6}$ 称为中期妊娠；第 28 周及其后称为晚期妊娠。妊娠是女性人生的一个特殊阶段，伴有一系列复杂的生理和心理变化，这些变化可以影响个体的口腔健康以及口腔疾病的诊治。

【风险】

妇女在妊娠后，机体会发生各种变化，有一些特殊的情况和问题，对其进行口腔诊疗存在一定风险，口腔医师应多加注意，防止对患者或胎儿造成伤害。

【应对】

1. X 线检查 口腔颌面部 X 线检查是口腔临床常规的检查手段。研究表明，单一的用于诊断用途的 X 线检查不会对人类胚胎的发育产生危害，接受少于 5rad 的 X 线不会增加胎儿发生先天畸形、生长迟缓或流产的概率。但对于妊娠期患者，X 线的使用应十分慎重，应尽可能减少放射线辐射，尤其是在早期妊娠阶段。因为在妊娠的早期胎儿易受致畸因素的影响，是保护胎儿免受外界环境影响的关键时期。对必要的 X 线检查，要注意对孕妇腹部的保护，一般用两层铅衣覆盖。

2. **低血压**　妊娠妇女在妊娠期间，尤其是中后期，子宫的体积和重量显著增大。当患者按常规体位躺在牙椅上，由于增大增重的子宫对后方的腹主动脉和下腔静脉的压迫，导致心输出量显著降低，甚至仅为正常水平的 14%，从而引发低血压、心动过速甚至晕厥。因此对于妊娠妇女，尤其是妊娠中后期，口腔治疗的时间应尽可能短，并注意持续监测血压（5～10min/ 次）。如果血压下降，应立刻将患者体位转到直立位或由仰卧位转为左侧卧位，并给予吸氧。

3. **常用药物的选择和致畸风险的考量**　妊娠期患者的用药除药物过敏等常规问题外，还要考虑药物对胎儿生长和发育可能产生的影响。美国食品药物监督管理局（FDA）于 1979 年根据动物实验和临床实践经验中药物对胎儿的不良影响，将药物分为 A、B、C、D、X 五类（表 1-11-1）。FDA 于 2008 年对妊娠期用药进行了更严格的规定，要求更详细的知情告知：第一部分为胎儿风险总结，详细描述药物对胎儿的影响，如果存在风险，需说明这些信息是来自动物实验还是人类；第二部分为临床考虑，包括药物的作用、剂量、并发症等信息；第三部分为数据，更详细地描述相关动物实验或人类实验方面的数据。国内药品说明书提供的妊娠期妇女用药注意事项也分为 5 项，分别为可用、在医师指导下用、慎用、权衡利弊用和禁用。

表 1-11-1 美国食品药品监督管理局（FDA）药物致畸风险分类

风险分类	定义
A	在对妊娠妇女有对照组的研究中,从妊娠早期到晚期均未显示对胎儿有危害的证据,该类药物对胎儿发育的不利影响极小
B	在动物生殖实验中未显示药物对动物胎儿产生危害,但未进行孕妇的对照研究;或在动物生殖实验中显示有副作用,但这些副作用没有在设有对照的早期妊娠妇女中得到证实,也没有在后期妊娠发现具有危害性的证据
C	在动物的研究中证实对动物胎儿有不良作用(如致畸或胚胎致死等),但无对妊娠妇女所做的对照研究;或在妇女和动物研究中无可以利用的资料。药物仅在权衡对胎儿的利大于弊时使用
D	有明确证据显示对人类胎儿具有危害,但对孕妇的疾病治疗有利(如对危及生命或其他严重疾病,无法应用其他较安全的药物或另外的药物无效)
X	在动物或人的研究中已证实可使胎儿异常,或基于人类的经验知晓其对胎儿有危险,对人或对动物和人均有害,而且该药物对孕妇的应用明显弊大于利。该药禁用于已妊娠或可能妊娠的妇女

4. **感染** 妊娠妇女较非妊娠妇女的免疫能力下降,一旦发生感染,较易引起败血症,而败血症有可能引起胎儿流产。另外,在给予妊娠患者抗生素时,应注意药物的选择,避免使用可能对胎儿发育造成影响或致畸的药物（表 1-11-2）。

表 1-11-2 妊娠期患者常用抗生素选择

适用药物		禁忌药物	
名称	致畸风险	名称	致畸风险
阿莫西林	B	依托红霉素	B（对母体有肝毒性）
头孢菌素	B	克拉霉素	C（动物实验对胚胎及胎儿有毒性作用）
克林霉素	B	喹诺酮	C（动物实验表明影响软骨形成）
红霉素	B	四环素	D（导致牙齿着色严重甚至影响骨质沉积）
青霉素	B		

5. 疼痛 女性患者在妊娠期间前往口腔诊所就诊，常因为牙齿或口腔其他部位有较剧烈的疼痛，口腔治疗后（如拔牙）亦会有术后疼痛，这些情况均需要止痛药物的使用。对乙酰氨基酚可以作为妊娠妇女比较安全的止痛药物的选择（表 1-11-3）。

非甾体抗炎药被禁止用于妊娠期患者，因为这类药物在妊娠早期可以导致胎儿流产，而在妊娠后期可能引起子宫内羊水减少。另外有研究表明，这类药物还有引起动脉导管过早关闭，导致新生儿发生肺动脉高压的危险。

表 1-11-3 妊娠期患者常用止痛药选择

适用药物		禁忌药物	
名称	致畸风险	名称	致畸风险
扑热息痛	B	阿司匹林	C
氨酚待因	C		
可待因	C		
氢可酮	C		
杜冷丁	B		
吗啡	B		

适用药物		禁忌药物	
名称	致畸风险	名称	致畸风险
布洛芬*	B		
萘普生*	B		

*在妊娠中后期使用，且最多只能服用1～3天。

6. 恶心呕吐 妊娠期恶心呕吐为产科常见疾病，是孕期仅次于早产的入院原因。其中恶心发病率为50%～80%，呕吐发病率为50%。再次妊娠时恶心和呕吐复发率为15%～81%。妊娠妇女在妊娠期伴有恶心呕吐症状，通常于妊娠5～6周开始出现，8～10周达高峰，但15%～20%的孕妇会持续到晚孕期才缓解，而5%的孕妇会一直持续到分娩时。有严重恶心呕吐的孕妇很容易发生脱水，如果恶化可能发生生命危险。口腔医师在诊疗过程中，如果发现孕妇有口内干燥、唾液量减少、眼眶凹陷、脸色苍白等疑似脱水症状，在帮助其补充水分的同时，应尽快将患者转至其妇产科医师处检查处理。

在对妊娠期患者进行口腔诊疗时，要时刻警惕患者因为恶心而无预警地发生身体的移动，此时非常容易发生操作器械的误吸、误吞及患者口腔软硬组织的损伤。操作过程中要尽量使用橡皮障，对小的操作器械要事先用牙线绑扎，防止滑落而进入患者呼吸道或消化道。如果患者在治疗过程中开始感觉到流涎、恶心，应尽快结束治疗或改期待下次完成。如果患者在治疗过程中发生呕吐，应及时用高速吸引器吸除，防止呕吐物进入呼吸道。

7. 妊娠期糖尿病 糖尿病是产科最常见的妊娠合并症，妊娠期糖尿病是糖尿病的一种特殊类型，是指妊娠前未患糖尿病，而在妊娠时才出现高血糖的现象。随着糖尿病发病率日益升高，我国妊娠期糖尿病的发病率高达 17.5%，占所有妊娠期糖代谢异常的 80% 以上，并且有逐年上升的趋势。妊娠期高血糖可导致胚胎发育异常甚至死亡，流产发生率达 15%～30%。妊娠期糖尿病和普通糖尿病一样，临床处理参照普通糖尿病急症处理。

8. 子痫前期　子痫前期在妇女妊娠期间发生，其特征为高血压与蛋白尿。该疾病通常发生于妊娠中后期，而且越到后期越严重。病情严重时可能会发生溶血反应、血小板过低、肝或肾功能损伤、水肿、肺水肿或视力障碍。该疾病会增加孕产妇和围产儿不良预后的风险。口腔医师发现妊娠患者血压升高，并伴有严重的头疼、视物模糊及闪光、肋骨下部位的严重腹痛等症状，应高度怀疑为妊娠毒血症并及时转诊。如果治疗不及时，可能导致子痫，有可能危及患者生命。

9. 子痫　子痫是在子痫前期基础上发生的不能用其他原因解释的抽搐。发生子痫的妊娠患者一般年龄较大，多为 40 岁以上，并有子痫前期病史。

临床典型表现：患者首先出现眼球固定，瞳孔放大，瞬间头向一侧扭转，牙关咬紧，继而口角与面部肌肉颤动，全身及四肢肌肉强直性收缩（背侧强于腹侧），双手紧握，双臂伸直，迅速发生强烈抽动。抽搐时呼吸暂停，面色青紫，持续约 1 分钟左右抽搐强度渐减，全身肌肉松弛，随即深长吸气，发出鼾声，恢复正常呼吸。抽搐临发作前及抽搐期间，患者意识丧失，轻者抽搐后渐苏醒，抽搐间隔期长，发作少；重者抽搐发作频繁且持续时间长，患者可陷入深度昏迷状态，并出现各种严重并发症，病死率为 1%。

由于在抽搐过程中还容易发生各种创伤，如唇舌咬伤、摔伤、呕吐误吸等，因此一旦患者在诊所子痫发作，口腔医师应检查患者口腔是否有遗留物如纱布、棉卷或其他口腔治疗器具等。如果患者发生呕吐，应及时清除，保持呼吸道通畅，同时立刻寻求紧急医疗帮助。

总之，对妊娠妇女这样特殊的患者，诊疗前应常规检查血压、呼吸、体温等基本生命体征。口腔医师如果对抗生素、止痛药等的使用有疑问，应及时和患者的妇产科医师沟通。原则上，妊娠期患者可以在整个妊娠期间接受必要的口腔检查和治疗，但在妊娠14~20周相对最为安全。

二、老年患者

随着人类平均寿命的延长和死亡率的降低，社会老龄化日益加重，我国的老年人所占人口比例也越来越高。根据国家统计局最新发布的数据，2019年末中国60岁及以上的老年人口数达到2.54亿，占总人口比例18.1%。中国将在2022年左右，由老龄化社会进入老龄社会，届时65岁及以上人口将占总人口的14%以上。

老年人由于退行性和增龄性变化，其口腔疾病的发生率比低年龄组明显增高。第四次全国口腔健康流行病学调查结果显示，65~74岁年龄组人群平均牙齿存留为22.5颗，全口无牙的比例为4.5%，但仍有近一半老年人的缺失牙齿未能得到及时修复。老年患者由于年龄和身体健康状况的关系，其口腔疾病有自身的特点和治疗的特殊性。

【风险】

1. 由于老年患者发生的口腔组织退行性和增龄性变化，如牙齿重度磨耗、髓腔钙化、唾液腺组织老化和分泌减少、骨质疏松和牙槽骨吸收等，导致老年患者口腔疾病具有其特殊性，使得口腔疾病的诊断，尤其是治疗变得更加复杂和困难。

2. 老年人通常患口腔疾病的概率较高，同时还可能患有一种甚至多种全身系统性疾病。全身性疾病有时会引起口腔的病变，也会影响口腔疾病的治疗，使得口腔诊疗过程中伴发急症的风险大大增加。

3. 老年患者都会有不同程度的听力、视力、记忆力的下降和智力的减退，这些问题都极大限制了他们与外界的互动和交流能力，在医患交流过程中也容易造成误解和偏差。

4. 由于老年患者的特殊心理特点，如自尊心极强、固执、顾虑多以及对疾病持应付、无所谓的态度等，很多时候对口腔治疗的依从性和配合度较差。

5. 部分老年患者由于年龄或疾病原因行动不便、反应迟缓，对口腔治疗耐受力差，治疗过程中容易发生呛咳而导致误吞、误咽。

6. 很多老年患者仅靠退休金生活，对一些口腔治疗的经济承受能力较差。

【应对】

针对老年患者的生理和心理特点，要做到检查全面仔细，沟通认真充分，对其全身健康状况和用药情况要详细了解，做好各方面的准备工作以规避风险。

1. 老年患者全身系统性疾病的发病率较高，如高血压、心脏病、脑血管病，因各类恶性肿瘤需要进行放疗或化疗等，并相应服用多种药物。

（1）治疗前要详细了解其病史和用药史，仔细评估治疗过程中可能出现的严重并发症，必要时要和患者的临床医师密切合作。

（2）治疗前血压、心率等生命体征的检查和监测必须成为常规，并持续在整个诊疗过程中。

（3）对于过度焦虑的患者考虑术前使用镇静、抗焦虑药物。

2. 注意老年患者术中和术后疼痛的控制，以减少因为疼痛所致的血压波动和心血管意外。对于老年患者要慎用诸如肾上腺素等血管收缩剂。

3. 针对老年患者身体健康情况，在诊疗过程中要更加耐心、细致，更加人性化。

（1）老年患者的治疗时间最好选择在上午进行，因为血压一般在早晨较低，而糖尿患者的治疗最好在早餐后 1～2 小时进行。

（2）每次治疗时间要有所控制，不宜过长。

（3）在治疗过程中，老年患者容易发生呛咳，护士要与医师密切配合，注意患者口内唾液和水的吸排。另外，注意间隔一段时间要让患者闭口休息一会儿，并活动颞下颌关节。

（4）尽可能不要在水平椅位进行治疗，这样容易造成老年患者呼吸不畅，也易发生呛咳以及腰椎、颈椎的不适。

（5）老年患者容易发生直立性低血压，治疗结束后应缓慢调直牙椅，并让患者坐在牙椅上稍微休息片刻再站立。

4. 由于老年患者口腔局部增龄性变化，一些口腔治疗的风险和难度增加，必要时要转诊到口腔专科医师或医院处理。

5. 针对老年患者医患沟通过程中存在的问题，医师和诊所工作人员要有更多的爱心和耐心，认真及时与患者和家属做好沟通和解释工作，确认患者对治疗计划能够完全清楚了解后再签署知情同意书。

6. 治疗计划不仅要满足老年患者口腔治疗的需要，还要兼顾患者的全身健康状况、生活自理能力以及经济负担能力，由患者自主决定最终的治疗方案。

参考文献

1. STANLEY MALAMED, DANIEL ORR. Medical Emergencies in the Dental Office. 7th ed. St. Louis: Elsevier, 2014.

2. WHELTON P K, CAREY R M, ARONOW W S, et al. 2017 ACC/AHA/ AAPA/ABC/ACPM/AGS/APhA/ASH/ASPC/NMA/PCNA Guideline for the Prevention, Detection, Evaluation, and Management of High Blood Pressure in Adults. J Am Coll Cardiol, 2018,71(19): e13-e115.

3. 林果为，王吉耀，葛均波 . 实用内科学 . 15 版 . 北京：人民卫生出版社，2017.

4. 张文武 . 急诊内科学 . 4 版 . 北京：人民卫生出版社，2017.

5. HUANG K, YANG T, XU, J, et al. Prevalence, risk factors, and management of asthma in China: a national cross-sectional study. The Lancet,394 (10196):407-418.

6. JONES M, HARVEY A, MARSTON L, et al. Breathing exercises for dysfunctional breathing/hyperventilation syndrome in adults. Cochrane Database Syst Rev. 2013,31(5):CD009041.

7. ORRETT OGLE, DYM HARRY, ROBERT WEINSTOCK. Medical Emergencies in Dental Practice. Hanover, IL: Quintessence, 2016.

8. WYNN R L, MEILLER T F, CROSSLEY H L. Drug Information Handbook for Dentistry. 16th ed. Hudson, OH: Lexi-Comp, 2010.

9. 万学红，卢雪峰 . 诊断学 . 9 版 . 北京：人民卫生出版社，2018.

10. 洪震 . 癫痫的诊疗进展 . 中华医学信息导报 ,2019，34(12)：14-14.

11. 王建六，漆洪波 . 妇产科学 . 4 版 . 北京：人民卫生出版社，2019.

12. RAMIN S M. ACOG Practice Bulletin No. 189: Nausea and Vomiting of Pregnancy. Obstet Gynecol, 2018, 131(1): e15-e30.

13. 李亚茹，王婧，赵丽云，等 . 中国成年人饮酒习惯及影响因素 . 中华流行病学杂志，2018, 39(7): 898-903.

第二章

与口腔临床有关的急症

第一节 | 晕厥

晕厥是因各种原因导致一过性脑供血不足而引起的意识障碍，其表现为突然发生的肌肉无力、姿势性肌张力丧失、不能直立及意识丧失，具有发作起病突然，持续时间短的特点。

晕厥主要分为：

（1）血管迷走性晕厥：是最常见的一种类型，多见于年轻人。发作时往往有固定的诱因，如疼痛、情绪紧张、恐惧等。这种类型的晕厥往往恢复很快，无后遗症。起病缓慢、逐步进展且伴随有前驱症状是其特点。

（2）心源性晕厥：是由于心脏疾病引起的心脏排血量突然减少或心跳暂停而导致的晕厥。其多由心律失常和器质性心脏病引起，如房室传导阻滞、心室颤动、室性心动过速、急性心肌梗死等。常见于老年人，是最危险的一类晕厥。

（3）体位性晕厥：多见于老年人，伴有直立性低血压。表现为体位突然改变后，出现眼前发黑而发生晕厥。

（4）神经源性晕厥：是由于供应脑部血液的血管发生循环障碍，导致一时的广泛性脑供血不足所致。常见原因包括脑血管动脉硬化、脑血管痉挛。亦多见于老年人。

口腔临床上所说的晕厥一般是指血管迷走性晕厥。它被认为是各种刺激通过迷走神经介导反射，导致内脏和肌肉小血管扩张以及心率减慢，结果造成血压下降、脑部血液灌注减少，是因为大脑中枢一过性缺血、缺氧而引起的短暂的意识丧失。

晕厥一般由恐惧、饥饿、疲劳及全身健康状况较差等内在因素，以及疼痛、体位不良等外在因素所致。血管神经因素、心律失常、直立性低血压是口腔临床发生晕厥最常见的病因，但晕厥发作还可由其他多种原因引起，还有相当一部分患者发生晕厥的病因是无法解释的。血管迷走性晕厥是非常普遍的，常常会反复发作，尤其是当情绪受到严重刺激、极度疲劳、疼痛、恐慌，或置身于拥挤、闷热的房间里更容易发作。

晕厥的临床表现主要为：患者突然感到面部或颈部发热，伴有头昏、恍惚、视物模糊或两眼发黑、四肢无力，这些往往就是晕厥发生的先兆。随之患者发生意识丧失，摔倒在地，大多在数秒钟至数分钟内即可恢复正常。有的患者在晕厥发生半小时后仍可有全身乏力感。许多情况下，患者较快瘫倒而不是摔倒，可以没有意识丧失。有的患者既往有多次发生晕厥的经验，自己知道及时蹲下，可令症状很快缓解或消失。晕厥时患者心率减慢或增快，血压下降，面色苍白，可出冷汗。

【风险】

晕厥是在口腔诊所内最常发生的急症，几乎每位口腔医师在职业生涯都会碰到。国内外的研究统计都表明，在口腔门诊进行急救的患者中，有大约一半是因为发生了晕厥，其发作突然，具有致残甚至致死的危险。因此对晕厥患者不可忽视，应及时救治。

【应对】

（一）预防措施

1. 术前发现高危患者，提前采取相应措施 通过采集患者既往发生晕厥的历史，发现并正确评估患者对口腔诊疗的惧怕程度，从而提前采取一定的措施，可以有效地预防晕厥的发生。因此患者就诊时的问卷表应包含晕厥这一部分的内容，另外还要了解患者以前发生晕厥是否有特殊的诱因，如看到出血、注射针头等。

减少患者的心理及生理应激对预防晕厥是至关重要的。做好患者术前检查及思想工作，消除其紧张情绪，避免在空腹时进行手术操作等，都可以有效地减少晕厥的发生。

对于有严重焦虑以及反复发生晕厥的患者，在口腔治疗操作前，给予口服咪达唑仑 3.8 ~ 7.5mg，使其精神放松，可以起到有效预防晕厥发生的作用。另外，可以通过吸入或口服镇静药物，合理使用牙科恐惧舒缓法，以及必要时使用静脉注射麻醉镇静药物等方法进行预防性镇静处理，以达到预防这类患者发生晕厥的目的。

（1）口服镇静药物：青少年及成年患者术前口服三唑仑（Triazolam）或地西泮（Diazepam）可以有效达到镇静作用。由于三唑仑具有可以在很短的时间发生作用，以及半衰期短（大约 2 小时左右）等优点，临床上使用更为普遍。这类药物除帮助患者镇静放松外，大部分患者在口腔治疗结束后，对治疗过程不再留有记忆。

如果计划术前使用口服镇静药物，患者应起码提前 1 小时到达诊所。医师会给予患者 0.25mg 三唑仑口服（0.125 ~ 0.5mg，药物的使用剂量根据患者体重以及达到镇静效果的预期程度而予以调整）。如果半个小时后仍未达到有效的镇静效果，可以再次给药，但剂量应为首次剂量的一半。在给药大约 1 小时以后，可以在准备治疗的部位施行局部麻醉。一般情况下，这类患者口腔治疗的时间应限制在 1 小时以内。除此之外，口服镇静药物的患者还应该注意以下几点：①患者在口服镇静药物前后 24 小时严禁饮酒或使用其他镇静药物。②患者就诊时应有家属或亲友陪伴，治疗结束后家属或亲友应送其返家，就诊当天禁止驾驶车辆或进行其他有危险的活动。③如果患者是孕妇，因为药物的致畸风险而应视为禁忌证。④患者服用药物后，诊所应安排有经验的护士全程监护。如果发现患者有打鼾情况，一般表示麻醉镇静程度过深，应立刻拍打患者肩膀，并呼唤患者提醒其用力深呼吸。如果患者没有反应或有其他异常情况，应立即通知口腔医师。⑤治疗结束后医师应留置患者直至其可以正常行走。

（2）临床患者紧张焦虑舒缓法：临床上大部分患者对口腔治疗的紧张焦虑可以通过适当方法得以有效纾解。

1）尽量减少患者在候诊区或牙椅上的等待时间，避免其在等待过程中胡思乱想，使紧张情绪加剧。

2）诊室应保持空气清新通畅，避免不必要的刺激和声响，可以低音播放轻松舒缓的音乐。

3）尽量避免患者直接看到牙科治疗器械，如注射器针头、手术刀片等。

4）持续和患者交流，耐心细致地回答患者的问题。

5）不停地给予患者言语上的安慰和鼓励。

6）在进行可能引起患者疼痛或不适的操作前，应提醒患者并给予简单的解释说明。

（3）静脉注射麻醉镇静药物：因为药物被直接注射到血液中，没有吸收过程的限制，可以迅速达到药物的最佳效果，并通过逐渐少量增加药量，精准达到所需的镇静水平。

将麻醉镇静药物通过静脉注射到人体具有迅速发生作用，可以准确滴定使用药量，从而有效控制镇静深浅和时间长短等优点。但有时候建立静脉通道的技术难度比较高，给儿童患者放置和维持静脉导管的技术要求更高，整个过程要求操作者有良好的训练和经验。另外，由于静脉给药直接进入血液循环，从而增加了相应并发症发生的概率。

提供静脉注射镇静的诊所，在急救设备和人员训练等方面都有更严格的要求。一些极度紧张的患者可能因为看到，甚至想到静脉穿刺就会发生晕厥。对这类患者可以利用口服镇静药物，结合临床舒解紧张焦虑的方法解决其过度焦虑的问题。如果效果还是不佳，就只能用全身麻醉。

2. 防止因为体位改变而引发晕厥　晕厥的发生还与患者体位有关，由于体位改变使得大脑供血不足而引起。这种情况大多发生在患者刚刚结束较长时间的口腔治疗，从牙椅上快速站立起来时。因此口腔治疗结束后，口腔医师应叮嘱患者在牙椅上停留片刻再缓慢站立，尤其是经过较长时间的口腔治疗以后的年老体弱者。在患者从牙椅下来的站立过程中，最好有医护人员站其身旁，一旦发生晕厥可立刻搀扶。治疗时患者取仰卧位可减少晕厥或出现意识丧失的情况发生。

3. 避免触发晕厥的刺激因素　口腔诊所晕厥的发生很多是在患者看到注射针头时，因此口腔医师在开始局麻之前，通过和患者交谈，评估其对口腔治疗和麻药注射的惧怕程度，从而采取相应的措施。实施局麻注射前交代患者在麻药注射时的大致感觉，叮嘱其在注射过程中不要晃动头部或身体，尽量放松，用鼻子缓慢深呼吸。和患者交代注意事项时尽量避免使用"打针""针刺"等词语。在注射的过程中医师动作要轻柔，推注缓慢，让患者闭上双眼，尽量避免让其直接看到注射针头。

4. 治疗过程中良好的麻醉止痛　在进行麻醉药物注射时，可提前在注射点处进行表面麻醉或注入少量麻醉剂后再向深部进针，以减少麻醉注射的疼痛刺激。在注射麻药时要保证药物的剂量，防止治疗过程中再次出现疼痛等应激刺激。

晕厥在口腔诊所发生十分普遍，预防工作非常重要，但无论如何都无法完全避免其发生。因此口腔医师和诊所工作人员应熟练掌握晕厥的临床表现、鉴别诊断以及紧急处理方法。

（二）鉴别诊断

尽管晕厥是口腔临床发生最多的急症，但临床上遇到患者突然意识丧失的情况，还应考虑其他伴发急症的可能，诸如直立性低血压、癫痫发作、低血糖、过度通气综合征、心脑血管意外等。临床患者的晕厥基本上都是在站立或坐位时发生，如于卧位发生，应首先排除患者是否患有心脑血管疾病，如心律失常、短暂性脑缺血发作，或癫痫等的可能。

1. **癫痫** 癫痫与晕厥都有短暂的意识丧失，在临床上有时易混淆，鉴别诊断较困难。可参考下列临床特征予以区别：

（1）癫痫患者肢体抽搐发生在意识丧失之前或同时，抽搐持续时间较长。而晕厥患者抽搐发生在意识丧失之后，持续时间短。

（2）癫痫全面性发作与体位改变和情境无关，不分场合时间。而疼痛、运动、排尿、情绪刺激、特殊体位等诱发的意识丧失往往提示晕厥。

（3）伴有出汗和恶心等症状的发作性意识丧失往往提示晕厥而非癫痫。

（4）癫痫发作后常有意识模糊状态，少则几分钟，多则几小时。部分患者发作后嗜睡或精神错乱。晕厥发作后意识恢复多较快，少有精神紊乱。

2. **过度通气综合征** 患者有明显的精神焦虑，呼吸驱动过强，呼吸调节丧失了应有的稳定性。当呼吸受到刺激，出现一过性过度通气。过度通气呼出大量的 CO_2，$PaCO_2$ 迅速降低，血浆碳酸氢盐相对增加，机体通过两种途径来代偿，以维持 pH 的恒定，即细胞外液的缓冲系统和肾脏代偿。由于细胞外液的缓冲调节很有限，而肾脏的代偿需要数日时间，因此低碳酸血症和呼吸性碳中毒几乎是立即发生的。低碳酸血症最直接、最严重的危害是收缩脑血管，导致脑血流下降、脑缺氧。碱血症使血红蛋白氧解离曲线左移，血红蛋白氧的亲和力大大增加，氧合血红蛋白在组织中难于解离释而造成组织缺氧。脑缺氧出现神经系统症状，如头昏、视物模糊、黑蒙、眼前发黑，甚至晕倒。碱血症继发血清游离钙降低，可出现手足和上下肢麻木、强直、痉挛和抽搐。

3. 低血糖症　本病常有饥饿史或曾经服用降糖药物，主要表现为乏力、出汗、饥饿感，进而出现晕厥和神志不清。其晕厥发作缓慢，发作时血压和心率多无改变，可无意识障碍，化验结果血糖降低，口服或静注葡萄糖后症状可以迅速缓解。

4. 心源性晕厥　该病是由心脏疾病引起的心输出量突然降低或排血暂停，导致脑缺血所引起。多见于严重的主动脉瓣或肺动脉瓣狭窄、心房黏液瘤、急性心肌梗死、严重的心律失常等疾病。可以通过仔细询问病史、体格检查以及有心电图改变等予以鉴别。

（三）临床治疗和紧急处理

一旦确定患者发生晕厥，应立刻停止已经开始的口腔治疗，移除口腔内存留的口腔治疗器材以及纱布、棉卷等，监测患者的基础生命体征。

无论何种原因引起的晕厥，均要迅速放平牙椅，让患者取头低脚高仰卧位，松开腰带，并注意保暖。诊所工作人员应检查并确保患者呼吸道通畅，因为患者意识丧失容易导致舌后坠。当呼吸道出现梗阻时，应及时牵引舌体及下颌骨向前，开放呼吸道，并以 6L/min 的速度给予氧气吸入。也可从下肢开始做向心性按摩，促使血液流向脑部。同时用芳香氨酒精或氨水刺激呼吸。晕厥患者清醒后不要急于站立，以避免发生直立性低血压引起再次晕厥。必要时可给予多巴胺改善低血压，给予阿托品改善心动过缓。

没有意识丧失的患者在完全缓解并明确晕厥的原因后，如果医患双方均同意，口腔治疗可以择期继续进行。有意识丧失者不论时间长短及严重程度，口腔治疗均不应继续，应修订后续治疗方案，防止晕厥再次发生。

口腔医师应详细记录患者晕厥发生的过程和可能的诱发因素，重新预约治疗时间，并将下次治疗时间尽可能缩短。对于已经开始但尚未完成的治疗，如牙体已初步预备，则应用暂封物临时充填，待下次治疗时完成。如果患者失去意识时间较长，应立刻拨打电话寻求紧急医疗救助，必要时启动心肺复苏。如考虑患者有器质性疾病，要及时转诊到综合医院，针对引起晕厥的病因进行治疗。

第二节 | 与局部麻醉有关的急症

口腔局部麻醉是口腔医师日常的常规临床操作。就口腔伴发急症的发生时间段而言，局部麻醉注射后紧急情况发生的概率最高，多于其他口腔治疗时段发生的总和。但只要在临床实践中认真仔细操作，合理控制麻醉剂用量，口腔局部麻醉药物本身是十分安全可靠的，其并发症及不良反应的发生率仅为 4.5% ~ 13%，而且其中大部分不良反应是可逆的、一过性的。

随着医学科学研究的进步，局麻药物也变得越来越安全有效，对周围组织的刺激性极小，发生变态反应的概率也非常低。尽管如此，任何药物被注射到体内都有可能产生中毒、过敏等不良反应，口腔医师对此应有足够的警觉和了解。

一、晕厥

见第二章第一节。

二、局部麻醉药物变态反应

变态反应是机体对外源性化学物质产生的一种病理性免疫应答反应，又称超敏反应。变态反应可以分为Ⅰ、Ⅱ、Ⅲ、Ⅳ四型，它的临床表现多种多样，可因变应原的性质、进入机体的途径、参与因素、发生机制和个体反应性的差异而不同。

局麻药物引起的变态反应属于Ⅰ型，主要是由免疫球蛋白E（IgE）介导，免疫球蛋白E与启动全身性变态反应（抗原）的异物结合，然后与抗原所形成的联合体激活肥大细胞和嗜碱性粒细胞上的高亲和力免疫球蛋白E受体。肥大细胞和嗜碱性粒细胞随之释放炎症介质（如组胺）。组胺可以增加毛细血管的通透性，刺激血管扩张，引起血管内液体重新分布于细胞间隙，导致组织水肿及荨麻疹。进一步发展，则可以导致循环衰竭、全身水肿和支气管痉挛，最后产生抑制心肌的作用。因为其作用机制非常敏感，所以极其微量的过敏原都可能导致这种反应。

尽管局麻药物变态反应在口腔诊所发生十分罕见，但其发作迅速并可导致患者死亡，美国国家过敏和传染病研究所（NIAID）将这种变态反应定义为发作迅猛可以致死的严重变态反应，因此应该得到诊所所有工作人员的高度重视。

口腔临床使用的局麻药物主要分为酯类和酰胺类，变态反应主要发生于酯类局麻药，如普鲁卡因等。

由局麻药物引起的Ⅰ型变态反应常见的有过敏性休克、药疹、支气管哮喘等，多在注射药物后数分钟内发生，其体征和症状多样。按症状出现距药物进入人体的时间不同，可以分为即刻反应和延迟反应。

即刻反应非常剧烈，即使只是使用极少药量，也可能立刻发生极其严重的类似中毒的症状，这种情况往往病情紧急，预后较差。在疾病早期，患者可出现胸部不适，面部及胸部瘙痒；皮肤出现潮红、荨麻疹等激惹症状；胃肠道平滑肌收缩，出现胃痛、呕吐、腹泻等；可以有胸骨后压迫及胸痛，并出现哮鸣音、呼吸困难等支气管痉挛症状。随着病变的快速进展，会因为喉部水肿出现呼吸道阻塞、心悸、心动过速、心律失常、低血压、意识丧失甚至心脏骤停等。

延迟反应通常发作发展较慢，多为血管神经性水肿，表现为荨麻疹、哮喘和过敏性紫癜。如果不及时处理会出现胸闷、血压下降、呼吸困难、惊厥，最后发生昏迷甚至呼吸心脏骤停而死亡。

【风险】

麻醉药物引起的变态反应主要是速发型超敏反应，是变态反应中最严重的一种类型，发病突然，病情进展快，严重威胁生命安全。

【应对】

（一）预防措施

由于局麻药物的变态反应发生突然，发作迅猛，病情凶险，必须以预防为主，争取在使用药物之前将这类患者筛选出来，改用其他麻醉药物或方法。使用局麻药物之前，应详细询问患者既往有无局麻药或其他药物过敏史。变态反应在同类局麻药中往往有交叉过敏现象，例如对普鲁卡因过敏者也相应对丁卡因过敏。对酯类局麻药过敏及过敏体质患者，均要改用酰胺类局麻药，并需预先做皮肤过敏试验。但需要注意的是皮试也存在假阴性的问题。

药物皮肤敏感测试必须在抢救条件完备的情况下进行，因为即使只是使用极少药量，也会引起强烈的变态反应。对一些有严重过敏体质的患者，在注射局麻药物之前使用抗组胺药物，如泼尼松20～30mg，可以起到预防的作用。

（二）临床治疗及紧急处理

口腔医师在为患者注射麻药以后，应严密观察患者的身体变化情况，必须有医师或护士全程监护，不得将患者单独留在治疗室而自己离开。如果发现任何异常情况，口腔护士必须立刻通知口腔医师，进行检查评估。因为变态反应进展非常之快，不要因为轻视早期症状而给患者带来生命危险。

1. 较轻的变态反应　可给予脱敏药物如苯海拉明 25mg 口服或肌内注射，如果效果良好，可以在其后的 24 小时，继续以 25mg 每日 3 次进行口服以巩固疗效。但苯海拉明具有一定的镇静作用，会引起困倦，特定人群使用时要加以注意。新一代的抗过敏药物如氯雷他定、西替利嗪等药物则没有类似的副作用，可以作为替代选择。另外，可以同时使用其他脱敏药物如钙剂、可的松类激素肌内注射或静脉滴注以及辅助吸氧。如果症状未减轻，可以给予 0.3mg 肾上腺素皮下或肌内注射。如果仍然没有效果，则按重症的变态反应进行治疗。

2. 严重的变态反应（休克）　严重变态反应如过敏性休克，发生数分钟之内就可以导致死亡。导致死亡的原因主要有两个：其一为血压突然明显下降，甚至测不到血压，继而出现呼吸、心脏骤停；其二为严重喉部水肿导致窒息。因此，应充分了解变态反应的征兆及早期症状，一旦怀疑为变态反应，应尽早开始干预进行治疗。治疗原则主要针对心血管异常（低血压）和呼吸阻塞（喉部水肿及支气管痉挛）。

（1）立刻停止正在进行的治疗操作，切断可能的过敏源，监测患者的基本生命体征并紧急寻求救护人员的专业协助。

（2）检查患者的呼吸道情况，清除气道内异物，维持呼吸道通畅，给予 6～8L/min 氧气。如果出现喉部水肿，应进行气管插管或气管切开术。如果情况紧急，可先进行环甲膜穿刺。支气管出现痉挛，可应用支气管扩张药物予以解痉。

（3）改变体位，使患者呈仰卧位，抬高下肢。

（4）快速建立静脉通道及正确给药

1）肾上腺素：肾上腺素是治疗过敏性休克的首选药物，该药物具有扩张支气管、升高血压、抑制组胺释放的作用。它通过 α_1、β_1 和 β_2 三种受体发生作用：通过 α_1 肾上腺素受体促进血管收缩，增加外周血管阻力，升高血压并减轻黏膜水肿；通过 β_1 肾上腺素受体加快心率，增加心脏的收缩力；通过 β_2 肾上腺素受体扩张支气管并减轻炎症反应。临床上通常静脉给药，静脉注射时取 0.01% 肾上腺素 3～5mL，缓慢推注至少 5 分钟，可反复进行，直至取得理想的临床效果。静脉通路使用肾上腺素要全程监控患者的心跳、血压和血氧浓度。肌内注射 0.1% 肾上腺素成人剂量为 0.3～0.5mg，儿童剂量为 0.01mg/kg（最多不超过 0.3mg），肌内注射部位多在大腿外侧。在治疗过程中可以每隔 5～15 分钟重复一次，一般经过 1～2 次肾上腺素注射多数患者休克症状可在半小时内缓解。

2）抗组胺药：抗组胺药物可与 H_1 受体竞争性结合，从而阻断组胺的功能发挥，减轻变态反应。常用药物包括静脉给予氯苯那敏 5～10mg 或苯海拉明 25～50mg。此外，异丙嗪作为 H_1 受体阻断剂，也可以发挥抗组胺作用，但 2 岁以下儿童禁用，因为异丙嗪可导致患儿呼吸抑制。

3）皮质类激素药物：该药物可以改善外周组织血液灌注，抑制细胞溶酶体膜的破裂。常用药物包括氢化可的松、甲泼尼龙等。氢化可的松使用方法为：成人 200～400mg，儿童 100mg 肌内注射或静脉滴注。

4）呼吸系统药物：患者出现持续支气管痉挛时，可考虑应用支气管扩张药物，如氨茶碱等。

5）血管活性药物：患者出现血压降低时可考虑应用血管活性药物，常用药物包括多巴胺或多巴酚丁胺。首剂补液 500mL，可快速滴入。其后补液量根据患者实际情况予以增加，但滴注速度要减慢，成人首日补液总量可达 4 000mL。

临床上，真正由局麻药物引起的变态反应非常少见，口腔医师常会将其他原因引发的全身并发症误认为发生了变态反应，这些并发症主要为心因性反应，如神经源性休克、过度通气综合征等。这些疾病一般可伴有心血管系统症状，如心动过速、低血压等，比较容易与变态反应混淆，临床要注意进行鉴别。

三、局部麻醉药物使用过量（中毒）

单位时间内局麻药物进入血液循环的速度超过人体的分解速度时，血液内药物的浓度升高，当积累达到一定水平时，就会出现中毒症状。局麻药物过量是指单位时间内，由于局麻药物在靶器官的血药浓度绝对或相对过量，而表现出相应的临床症状和体征。绝对过量是指麻药总量超过了特定个体所能承受的最大剂量，这在手术时间长、反复注射麻药时会发生。相对过量是指直接血管内注射，造成短时间内血药浓度升高；或患者体质很差，常人的正常剂量却超过患者的耐受能力。

局部麻药注射过量可以影响人体的中枢神经系统和心血管系统，其临床表现可以有兴奋型和抑制性两类。兴奋型表现为烦躁不安、话多、舌头麻木、言语不清，并伴有耳鸣、颤抖、恶心、呕吐、多汗；严重者出现全身抽搐、发绀等。抑制型则上述症状不明显，表现为表情呆滞、昏昏欲睡、反应迟钝，可以迅速出现脉搏细弱、血压下降、肌张力消失、神志不清，随后发生呼吸、心跳停止。

【风险】

在临床操作中，除了麻醉药物本身可能造成的并发症之外，患者的自身健康状况也极大地影响着局麻的安全性。一旦局部注射麻醉药物发生中毒，可以导致患者昏迷，呼吸、心跳停止而死亡。

【应对】

临床上发生局麻药物中毒常因用药过量或单位时间内注射药量过大，以及药物被不恰当直接快速注射入血管而造成。因此口腔医师应熟知常用局麻药物的使用剂量（表 2-2-1）；但同时要注意所谓的最大使用剂量，应依据患者的年龄、体重而有所不同，老年人对药物的代谢速度要比年轻人慢很多。

不同个体对药物的敏感性和反应程度也会有所不同。麻药注射的部位，局麻药物中是否含有血管收缩剂以及患者心、肝、肾的功能情况等都是影响个体耐受局麻药物最大剂量的主要因素。

尽管在口腔临床局麻药物使用过量的情况非常少见，但口腔医师应该对常用局麻药物的使用剂量及一旦发生药物过量的早、晚期临床表现和临床处理方法有所了解，否则中毒症状加重可导致死亡。口腔临床操作过程中麻药使用过量的情况大多发生在治疗时患者持续有痛感，口腔医师加量给药的情况。

表 2-2-1 成年患者口腔常用局麻药物及使用剂量

局麻药物	浓度	显效时间 /min	最大剂量 /mg·kg⁻¹	最大剂量 /mg	最大剂量 /mL
普鲁卡因	2%	2 ~ 5	15	800 ~ 1 000	40 ~ 50
利多卡因	2%	2 ~ 5	4.5	300	15

续表

局麻药物	浓度	显效时间 /min	最大剂量 /mg·kg⁻¹	最大剂量 /mg	最大剂量 /mL
利多卡因+肾上腺素	2%	2～5	7	500	25
布比卡因	0.5%	5～10	2	150～175	30～35

口腔诊所日常诊治的患者除成年患者外，还有一部分儿童甚至婴幼儿患者。由于婴幼儿患者肝脏清除分解能力及血浆蛋白结合能力低，容易发生药物聚集导致麻药过量，产生中毒症状。另外麻醉药物过量的临床症状在儿童患者表现不甚明显，较难被察觉。

儿童患者局部麻醉药物的选择及用量，应根据患儿的年龄、个体发育情况和麻醉部位来决定。一般以体重进行计算。以2%利多卡因+1：100 000肾上腺素为例，最大剂量为7mg/kg，或总剂量不超过300mg，即不管体重多大，使用2%利多卡因+1：100 000肾上腺素最大剂量均不得超过300mg（表2-2-2）。

表2-2-2 儿童患者使用2%利多卡因+1：100 000肾上腺素的最大用药量

体重/kg	最大使用量/mg	最大使用剂量/mL
10	70	3.5
20	140	7
30	210	10.5
40	280	14
≥50	300	15

（一）预防措施

预防十分关键，如果口腔医师能够严格遵循以下预防措施，几乎可以避免患者因为局麻药使用过量而发生中毒的情况。

用药前应了解所用局麻药物的毒性大小，以及一次用药的最大剂量。在应用局麻药物时，应在保证麻醉效果的前提下，尽量减少麻醉药物的用量。如果无全身禁忌情况，应加入血管收缩药物，以减缓局麻药物的吸收速度。

由于口腔颌面部和颈部血运丰富，药物吸收速度快，临床应酌情减少局麻药物的用量。老年、小儿、体质虚弱及有全身系统性疾病如心脏病、肾病、肝病、糖尿病、严重贫血等的患者，由于其对麻醉药物的耐受力较低，也应适当控制用药量，使用最低有效剂量及作用时间适当的麻醉药。

临床进行局麻操作时，应使患者处于仰卧或半仰卧位，避免在直立坐位下进行。常规做到回抽无血，确认注射针头不在血管内后再注射药物，注射速度要尽可能缓慢。这样不仅可减少注射时的疼痛，也可避免瞬间进入患者体内药量过多的危险。最为重要的是，口腔医师应熟悉局部血管、神经的位置及走向等解剖知识，以及局麻的正确操作方法和技巧，尤其是下牙槽神经阻滞麻醉。据研究，下牙槽神经阻滞麻醉是最容易失败的局部麻醉方法。因为麻醉效果不好或不成功而重复注射是口腔临床麻药使用过量的最主要原因。

（二）临床治疗及紧急处理

口腔医师应对患者发生麻药过量的早期症状有所了解，越早介入，患者预后情况越好。一旦发现患者发生麻药过量的中毒症状，应立刻停止正在进行的口腔治疗操作。

如果中毒轻微，可以让患者平躺在牙椅上，监测生命体征，保持呼吸道通畅并给予氧气吸入，待麻药在体内分解后症状可自行缓解。如果由于口腔医师忽视了麻药中毒的早期症状，患者病情较为危重，并出现心跳减慢、血压降低等情况，在寻求紧急医疗救助的同时，应将解除患者心输出量减少、防止出现癫痫以及纠正心律不齐作为总的抢救治疗原则，采取给氧、补液、抗惊厥、使用激素以及升压药等抢救措施。

如果发生心脏骤停，在心肺复苏的基础上，可以每 3 ~ 5 分钟静脉注射 1mg 肾上腺素。如果有室性心律失常，可以给予 150mg 胺碘酮加以纠正。

动物实验和临床研究均发现，20% 脂肪乳剂对治疗局麻药物过量有良好的作用。具体使用方法为每千克体重 1 ~ 2mL 20% 脂肪乳剂，以 0.25 ~ 0.5mL/（kg·min）的速度静脉注射，可以重复使用至每千克体重 5mL。以 1 名 70kg 体重的患者发生局麻药物使用过量为例，可以使用 70 ~ 140mL 20% 脂肪乳剂，以 17.5 ~ 35mL/min 的速度推注，最多可以重复注射总注射剂量至 350mL。

在口腔临床实践中，晕厥、变态反应及中毒反应是常见的全身并发症，是局部麻醉意外发生的主要表现。在上述反应发生时，要注意彼此鉴别，有时也应与肾上腺素反应、癔症等鉴别。应做到全力预防，一旦发生紧急情况应尽快诊断，及时处理。此外，在局部麻醉实施过程中也要时刻警惕患者发生心脑血管意外的风险。

第三节 ｜ 口腔临床其他变态反应

变态反应是机体对某些抗原初次应答后，再次接触相同抗原刺激时，发生的一种以生理功能紊乱，或组织细胞损伤为主的特异性免疫应答。口腔门诊可能发生变态反应最常见的是由局麻药物、乳胶制品和口腔修复体等引起，也可以由用于血管畸形或淋巴管畸形的瘤腔内注射药物（如平阳霉素），以及血管造影剂而产生。

变态反应分为四型，其中以由 IgE 介导的 I 型变态反应最为凶险。IgE 介导的严重变态反应是即刻发作的，大多在接触抗原 30 分钟内出现临床表现，接触抗原后出现症状越快，反应越剧烈，危险性越大。与变态反应相关的人体器官以皮肤和呼吸道多见。

变态反应的致病原因是人体接触、吞咽或吸入特定的导致变态反应的过敏原。其临床表现主要包括皮肤反应、呼吸道反应以及心血管反应。

1. **皮肤反应**　包括接触性皮炎、药疹、红斑、水肿、荨麻疹以及口唇、眼周围局部血管性水肿等。

2. **呼吸道反应**　常出现在皮肤反应之后，支气管痉挛是典型的呼吸道过敏表现，包括窒息、喘鸣音、面部潮红，严重时有发绀、出汗和心动过速。一旦喉部和声门发生水肿，则可导致呼吸道发生梗阻，主要表现为呼吸困难。

3. **心血管反应**　包括面色苍白、头晕、心悸、心动过速，有低血压和心律失常，随后可能出现意识丧失和心脏骤停。血压过低或意识丧失的变态反应也被称为过敏性休克，是心脏无法搏出足够的血液以维持组织血供而导致的器官衰竭。

变态反应临床上主要根据发生时间、临床表现进行诊断。如果满足以下 3 个标准中任何 1 项时，可考虑严重变态反应的诊断：

1. **起病急以及至少以下 1 项**　①皮肤或黏膜受累（如全身荨麻疹、瘙痒、潮红、肿胀）；②心血管受累（如血压降低、循环衰竭）。

2. **暴露可疑过敏原后数分钟至数小时出现以下 2 项或更多情况**　①皮肤或黏膜受累（如全身荨麻疹、瘙痒、潮红、肿胀）；②呼吸系统受累（如呼吸困难、支气管痉挛、哮鸣音、低氧血症）；③心血管受累（如血压降低、循环衰竭）；④持续的胃肠道症状（如腹部绞痛、呕吐）。

3. 暴露于已知的过敏原后数分钟至数小时出现严重低血压。

【风险】

变态反应发作迅速，可以累及呼吸道和心血管，患者可能出现生命危险。

【应对】

（一）预防措施

1. 完整详细的病史采集。

2. 哮喘患者以及既往有严重变态反应的患者是再次发作的高危人群，要特别注意避免给予高危患者阿司匹林或其他非甾体抗炎药。

3. 对于高危患者以及不了解用药史的患者，应尽量选择酰胺类局麻药。

4. 对乳胶过敏的患者在口腔治疗时，应避免使用所有乳胶类制品，包括乳胶手套、橡皮障、塑料吸唾管、橡胶开口器等。

5. 注意安排治疗时间，最好将高危患者的口腔治疗安排在上午第一个进行。

6. 治疗室要注意通风，保持空气新鲜。

（二）鉴别诊断

1. **晕厥** 一般有一定的诱因，常发生于局麻注射时看到针头或带血的纱布、治疗器械等。临床表现为面色苍白、恶心，伴全身出冷汗、心动过缓，但无瘙痒、丘疹等皮肤表现，一般平卧后可缓解。

2. **过度通气综合征** 四肢厥冷、胸部压缩感甚至惊厥，但血压、心率、血氧检查均正常。

3. **低血糖** 突然虚脱，常有强烈的饥饿感伴全身出冷汗，检查血糖有异常。

4. 心肌梗死 可以突然发生恶心、呕吐、呼吸困难及其他休克症状，但临床常发现有心绞痛病史，有胸前区剧痛症状，可有心律不齐，心电图检查有异常。

5. 癫痫 既往有发病史，血压往往正常。

（三）临床治疗及紧急处理

变态反应紧急医疗总的救治原则为：①明确并迅速脱离过敏原；②保持气道通畅，进行呼吸支持并持续吸氧；③监测生命体征；④开放静脉通道，酌情选用苯海拉明、异丙嗪、糖皮质激素等抗变态反应药物；⑤对过敏性休克者即刻皮下或肌内注射肾上腺素 0.3～0.5mg；⑥心跳、呼吸骤停者即刻给予心肺复苏；⑦其他相应对症处理。

1. 局限于皮肤反应

（1）立即停止口腔治疗，停止使用可疑药物，取出存留于口腔内的器械和物品。

（2）患者仰卧位，胸部略抬高，维持气道通畅，并予纯氧吸入。

（3）快速扩充血容量，50mg 盐酸苯海拉明或 10mg 氯苯那敏静脉或肌内注射。由于组胺与内皮细胞 H_2 受体作用可加剧外周血管舒张，使低血压持续存在，抗组胺治疗后可以得到较快矫正。或给予 0.3～0.5mg 肾上腺素静脉或肌内注射以增加血管阻力，使血压升高和血管灌注充盈，减轻荨麻疹和血管性水肿，5～10 分钟后可重复使用。

2. 严重变态反应（过敏性休克）

（1）立即停止口腔治疗，停止使用可疑药物，迅速脱离过敏原。

（2）立刻拨打急救电话，寻求专业协助。

（3）患者仰卧位，取出治疗时存留口腔内的器械物品。清除气道，维持有效通气并吸氧。意识丧失、呼吸衰竭的患者仰头提颏保持气道通畅，并立即进行面罩加压通气或气管插管。如果面罩通气或插管困难，可行环甲膜穿刺、环甲膜切开或气管切开术。

（4）持续监测生命体征，尤其要密切观察血压变化。

（5）迅速开放静脉通道，酌情选用抗变态反应药物治疗。高度怀疑喉部水肿或过敏性休克者，皮下肌内注射肾上腺素 0.3 ~ 0.5mg。

（6）心跳、呼吸骤停者即刻给予心肺复苏。

肾上腺素是抢救严重过敏患者的首选药物，补充循环血量、扩张支气管、使用抗组胺药及糖皮质激素是辅助治疗。对于有严重变态反应史的患者进行过敏原的筛查和评估至关重要。高危患者要进行相应的皮肤试验，必要时还应与患者的临床医师和变态反应专家会诊。

第四节 ｜ 呼吸道异物

口腔诊疗过程中出现异物误咽的根本原因是有异物落入患者口腔并引发了吞咽反射。口腔治疗过程中的操作失误或其他意外情况，非常容易导致异物进入呼吸道。异物包括刚刚拔出的牙齿，牙齿充填物，金属烤瓷牙冠，口腔治疗器材，如车针、拔髓针、正畸托槽、口腔种植使用的小零件工具，甚至包括局部可摘义齿等。另外，在口腔治疗过程中口腔内的血液和分泌物，以及由于局部麻醉使得正常的保护性咽喉反射功能降低或缺失，会令异物进入到呼吸道的可能性增加。

【风险】

异物进入气管、支气管等呼吸道会非常危险，甚至可导致突然死亡。如果因为各种原因拖延了治疗时间，还有导致支气管炎、支气管扩张、肺气肿、肺不张、肺炎、肺脓肿等严重合并症的可能。

【应对】

（一）呼吸道异物的预防

口腔医师应该高度重视口腔临床操作过程中发生呼吸道异物的可能性和危险性，可以通过无痛麻醉技术、非手术性龋齿治疗方法（如氟化氨银），以及口服、静脉镇静及全身麻醉等方法，处理有牙科畏惧或严重焦虑的患者，并针对患者的具体情况采取相应的预防措施。

1. 儿童患者在口腔临床较易发生误吸误咽的危险，尤其是那些咽喉反射强、紧张易呕吐的儿童。在口腔治疗开始前，首先让其适应牙科就诊的环境，并给予适当的鼓励和奖励，缓解其紧张情绪。治疗前让其最好不要或少量进食。对睡眠不足的儿童，要让其充分休息，以免精神不佳，不愿合作。哭闹、挣扎严重的患儿应考虑术前镇静或转诊。治疗儿童患者时，应在儿童比较合作的前提下进行，千万不要在儿童哭闹时勉强或硬行操作。

2. 老年人及有脑出血、脑栓塞等后遗症的患者咽喉反射能力下降，也容易发生呼吸道异物。治疗前应该了解老年患者是否患有慢性呼吸系统疾病，是否有呼吸障碍，口腔内是否有松动牙齿或修复体。治疗老年患者时，诊治操作过程中应严格遵守操作常规，尽量减少对患者咽喉部的刺激。

3. 治疗前，仔细观察评估患者是否配合，是否用口呼吸代替鼻呼吸。在口腔诊疗时，医师应该注意让患者经常闭口休息片刻。如果患者有感冒而鼻塞咳嗽，可以暂不治疗，待感冒症状消除后再行口腔治疗。

4. 正确调节患者的诊疗体位，上颌牙殆平面与地面成 45° 即可，下颌牙殆平面尽量与地面平行，防止患者头部过度后仰。

5. 口腔医师在预防呼吸道异物中的作用最为主要，临床操作时要认真仔细、精神集中，并注意以下事项：

（1）在临床操作过程中要养成常规使用橡皮障的习惯。

（2）口腔治疗中使用的小物件，如橡皮障钳夹、铸造冠桥、正畸金属分牙簧、间隙保持器等，可以提前用缝线或牙线结扎，防止物件脱落；也可以考虑用纱网屏障保护气道。

（3）在进行拔牙治疗无法使用橡皮障时，可以使用系有长线的、松散的棉线团或纱布放在口腔后部，将长线游离端放在口腔外并固定，这样可以阻挡一旦操作失误而脱落的异物，防止呼吸道异物的发生。

（4）医师手套尺寸要合适，过大或过小都会使医师的触觉灵敏度下降，从而影响对口腔细小器械的掌控。

（5）口腔内唾液往往会使细小物件变得湿滑，要及时擦干使其不容易脱落。

（6）进行口内冲洗时，要注意将针头旋紧，并检查针头是否被堵塞，以免在推注时针头滑脱或因为压力过大而挤脱。

（7）临床使用的快慢速手机要定期检查维修，如果车针没有完全就位，在口内高速旋转时，车针就有可能脱位、甩出。需要组装器械时，在使用前要确认组装到位，各部件均已旋紧，必要时可用镊子夹持远端的器械部件以防滑脱。

（8）在拆除不良修复体时，脱冠器使用时要注意掌握力度，不要用力过猛，要注意用手指保护不良修复体，防止其脱出于基牙而落入口底。用牙线感受试戴修复体邻面接触区松紧度时，护士要用手指帮助固定修复体，以防修复体被牙线带出而松脱。

（9）拔牙（尤其是拔除残根）使用牙挺时，不要使用蛮力、暴力，注意控制手上的力道，挺松牙根后，用拔牙钳钳持稳妥后再行取出。

（二）临床治疗和紧急处理

1. **异物进入口腔** 很多口腔诊疗中使用的器械都比较细小，存在滑脱的危险，但并不是所有落入口腔内的异物都会被患者误咽。如果采用了错误的急救方式和方法，反而会适得其反，刺激患者的吞咽反射，使患者不自主误咽。一旦发生异物滑落口内，一定要保持镇静，不要慌乱。

（1）绝对不要第一时间试图用手或镊子去掏取异物，而应该即刻撑开患者的口腔，让其保持开口状态，以防形成吞咽动作。

（2）立即让患者由头仰位改为头侧位，使异物能滑向口内侧方，以防异物刺激咽部，诱发吞咽动作而导致误吞。

（3）让患者迅速起身，将口内的异物自行吐出。若异物落于舌根部，帮助患者迅速由仰卧姿势转为直立坐位并低头，反复咳嗽并用力短促呼气，迫使异物由舌根部向前方滑出，再让患者自行吐出。

2. **异物进入呼吸道** 如果以上努力均不成功，进入呼吸道的异物通常会滞留在气管开口的咽喉部、气管和支气管三个部位。体积较小的异物常会直接进入支气管，一般不会引起呼吸道完全性堵塞。较大的异物一般滞留在咽喉或气管，可以引起呼吸道不完全或完全阻塞而发生窒息现象。一旦发生异物进入患者呼吸道，口腔医师应立刻评估呼吸道阻塞的严重程度，并寻求紧急医疗救助。

（1）呼吸道轻度堵塞：对于轻度异物堵塞，让患者自己咳出是最安全有效的方法。应立刻让患者身体前倾，持续用力咳嗽，直至异物排出。如果无法将异物咳出，但患者仍可呼吸，应将患者迅速转诊至耳鼻咽喉科进行进一步治疗，在喉镜、支气管镜辅助下取出异物。

（2）呼吸道重度堵塞：对于呼吸道严重堵塞而仍然有意识的患者，可以让其站立，口腔医师或护士站在患者的左后侧（左手操作者则站立在患者的右后侧），让患者身体前倾，口腔张开，口腔医师用手掌根在患者的两个肩胛骨之间用力拍打，每次拍打后检查堵塞物是否被排出。

经数次拍打没有效果，应立刻尝试海姆立克腹部冲击法（Heimlich maneuver）。海姆立克腹部冲击法是美国医师海姆立克先生于 1974 年发明的。他首先应用该法成功抢救了一名因食物堵塞了呼吸道而发生窒息的患者，从此该法在全世界被广泛应用，至今已挽救了超过十几万人的生命。

具体方法如下：

如果患者仍处在清醒状态，让其身体略前倾，然后施救者将双臂分别从患者两腋下前伸并环抱患者。左手握拳，右手从前方握住左手手腕，使左拳虎口贴在患者胸部下方、肚脐上方的上腹部中央，形成"合围"之势，然后突然用力收紧双臂，用左拳虎口向患者上腹部内上方猛烈施压，迫使其上腹部下陷。由于腹部下陷，腹腔内容上移，迫使膈肌上升而挤压肺及支气管，这样每次冲击可以为气道提供一定的气量，从而将异物从气管内冲出。

施压完毕后立即放松手臂，然后再重复操作，直到异物被排出。对于意识不清的患者，施救者可以先使患者成仰卧位，然后骑跨在患者大腿上或在患者两边，双手两掌重叠置于患者肚脐上方，用掌根向前、下方突然施压，反复进行。

如果患者已经发生心脏停搏，此时应按照心肺复苏的常规步骤为患者实施心肺复苏，直到专业急救人员到来。

（3）完全性呼吸道堵塞：这是临床发生的危及患者生命的急症，数分钟就可以导致患者心跳减慢、血压降低，继而导致心血管衰竭，以及身体重要器官不可逆损伤甚至死亡。因此在简单的急救尝试没有效果，急救人员无法及时赶到，而患者情况持续恶化的紧急情况下，应考虑环甲膜穿刺或环甲膜切开。

1）紧急环甲膜穿刺术

所需物品和器材：通气用环甲膜穿刺针或 16 号抽血针头、无菌注射器、2% 利多卡因 +1：100 000 肾上腺素、消毒液、通气用 T 型管、氧气瓶、无菌手套等。

操作步骤：

①患者取平卧或斜坡卧位，头后仰，肩后垫高。

②确定甲状软骨、环状软骨和环甲膜的位置，在甲状软骨和环状软骨之间正中处可触到一凹陷，此处即环甲膜的位置。环甲膜前的皮肤按常规用碘伏消毒。然后，用 2% 利多卡因 +1：100 000 肾上腺素快速在皮下注射进行局部麻醉，注射针头进一步穿透环甲膜进入气管继续注射少量麻药以抑制患者的咳嗽反射。

③左手示指和拇指固定环甲膜处的皮肤，右手将装有 14 或 16 号针头的注射器在环甲膜上垂直刺入皮肤、筋膜及环甲膜，到达喉腔时有落空感，回抽注射器有空气抽出，或装有生理盐水的注射器中有明显的气泡，即表明进入气管管腔。

④挤压患者双侧胸部，发现有气体自针头逸出或用空针抽吸时很易抽出气体，从而进一步确认穿刺针头位置在气管内。

⑤若需要通气，即以 T 型管的上臂一端与针头连接，并通过 T 型管的下臂接氧气瓶而输氧。输氧量在 15L/min。

2）紧急环甲膜切开术

所需物品和器材： 15 号手术刀片、手术刀柄、弯止血钳、气管套管、无菌注射器、2% 利多卡因 +1：100 000 肾上腺素、消毒液、缝合针线等。

操作步骤：

①患者取平卧或斜坡卧位，头后仰，肩后垫高。

②确定甲状软骨、环状软骨和环甲膜的位置，环甲膜前的皮肤按常规用碘伏消毒。用 2% 利多卡因 +1：100 000 肾上腺素快速在皮下注射进行局部麻醉，注射针头进一步穿透环甲膜进入气管继续注射少量麻药以抑制患者的咳嗽反射。

③于甲状软骨和环状软骨间做一长约 2～4cm 的横行皮肤切口，于接近环状软骨处切开环甲膜，以弯止血钳扩大切口，插入气管套管或橡胶管或塑料管，并妥善固定。

环甲膜穿刺术操作简单、快速，不需要特殊外科训练，几乎没有出血。但由于针头粗度有限，很难给患者提供足够的通气，往往使体内二氧化碳不能有效排出，因此在患者情况得到缓解后，应在 45 分钟内由专业医师施行气管切开术。

环甲膜切开术对于病情危急，需立即抢救的患者，同样具有简便、快捷、有效的优点，但要求稍微接受急救教育和基本外科手术训练的人才能进行操作。环甲膜切开术应待呼吸困难缓解后，再进一步做常规气管切开术，一般不应该超过 48 小时。

综上所述，呼吸道异物的紧急处理包括以下步骤：鼓励患者用力咳嗽；尽快移除口内和咽喉部的可见异物；评判患者的严重程度，如果需要应及时寻求紧急医疗救助；如果患者呼吸伴哮鸣音，可以使用扩张支气管的喷雾剂；如果患者吸入较大块异物，如拔除

的牙齿、较大的银汞充填物等，应将其转到综合医院进行胸部 X
线检查，并设法取出异物；遇到患者仍然清醒但却无法咳嗽的情
况，应立刻尝试海姆立克腹部冲击法将异物排出；如果患者失去意
识，情况持续恶化的紧急情况下，应考虑环甲膜穿刺或环甲膜切
开，并及时启动心肺复苏。

第五节 ┃ 消化道异物

在口腔治疗过程中，如果口腔医师操作不慎，很容易将异物掉
入患者口腔的软腭、舌根或咽喉部。患者受到刺激发生舌咽反射，
产生吞咽活动，异物就有可能被误吞入消化道，造成消化道异物。
一般能通过食管、贲门的异物大都也可以通过整个胃肠道，但据统
计约有 5% 的异物会嵌在胃肠道的某个部位，特别是幽门、十二指
肠及回肠末端等处。凡异物是长形、尖头或较锐利者，较易在消化
道内嵌塞。

【风险】

掉落的口腔器材大多有尖锐锋利的尖端或边缘，可造成消化道
黏膜损伤，发生梗阻、出血、溃疡甚至脓肿。如果异物卡在食管
内，会造成患者吞咽疼痛和困难，还可能发生食管损伤和其他继发
性损伤，如纵隔损伤及感染。如果异物卡在胃肠道则有可能造成胃
穿孔、肠穿孔甚至腹膜炎。如果治疗不及时一样可能有生命危险。
消化道异物引起常见的并发症有：①消化道梗阻；②胃肠穿孔；
③脓肿形成；④内瘘或外瘘；⑤消化道出血等。

【应对】

消化道异物的危险性虽然不如呼吸道异物那样紧急和危险，但

同样不能掉以轻心，必须像对待呼吸道异物一样给予高度重视。在临床操作过程中要采取严格的预防措施，防止异物脱落在患者口腔的意外发生。

（一）消化道异物的预防

同第二章第四节。

（二）消化道异物的紧急处理

如果发现异物落入患者口腔后消失，应立刻判定是进入呼吸道还是消化道，一旦确定进入消化道，口腔医师应保持镇静，安慰患者并尽快安排胸腹部 X 线检查，以发现异物的位置，为治疗措施和可能的预后提供参考。钡餐造影对于发现非金属异物很有帮助，但如有异物导致消化道出血或穿孔的可能，则禁行钡餐检查。

1. 对于可能自行排出的异物，可让患者服用含纤维多的食物，如韭菜、芹菜等。这些食物可以促进胃肠蠕动，加快排泄，同时又可以包裹较锐利的异物，减少其对胃肠道的损伤。消化道异物如不发生卡顿，一般在 2 ~ 3 天后自然排出。但注意必须有专人每天仔细检查患者的粪便，直至找到完整的误吞异物。

2. 如果误吞的异物较为锐利，应给予抗生素以预防胃肠道损伤后的继发感染。对有消化道溃疡、食管静脉曲张、消化道血管瘤及痔疮的患者应加倍留意可能的出血情况。

3. 如果异物较大或较为锐利，应尽早请专科医师会诊处理。

4. 随着医疗技术和医疗水平的不断进步和提高，越来越多的消化道异物可以通过消化道内窥镜成功取出。

第六节 | 口腔颌面部急性出血

患者因为外伤等原因发生大出血，而到诊所求诊的情况不在本书讨论之列。本节只着重讨论由于口腔医师临床操作失误，或由于病例选择不当，而造成患者进入诊所以后发生口腔颌面部急性出血。

口腔诊所内发生的急性出血大部分是由于口腔侵袭性外科手术引起。也有可能因为高速、低速涡轮机或其他较为锋利的手持牙科器械人为操作不当和失误而损伤了口腔软组织，如口底部位的血管或下牙槽血管所致。或有可能因为病例选择问题，在中枢性血管瘤区域拔牙，或错误地为凝血功能异常的患者进行拔牙等外科手术所致。

【风险】

口腔颌面部血供丰富，受到损伤后较易出血，且出血量较多。严重的急性大出血可引起失血性休克，亦可直接导致死亡。

【应对】

口腔颌面部急性出血的原因主要是直接损伤较大的血管以及全身系统性因素。全身系统性因素包括高血压、使用特定的药物（如阿司匹林、非甾体抗炎药、华法林等）、先天性出血紊乱（如血友病）和获得性凝血功能障碍（如严重的肝病、原发免疫性血小板减少症）等。

口腔医师应该针对发生出血的原因采取相应的防治措施，熟练掌握不同原因出血，如小血管出血、大血管出血、广泛性渗血、药物引起的出血或因为患者凝血功能缺陷引起的出血等的控制方法。

（一）全身系统性因素

主要通过术前患者健康状况的询问（如既往有无异常手术出血

史，目前的药物服用情况等），以及必要的术前检查而得到有价值的信息，对患者进行筛查。对不确定或有疑问的患者，可以进行进一步的检查，并与相关专科医师咨询沟通。

口腔医师对容易引起出血的药物要有所了解，尤其是非甾体抗炎药物。因为这类药物在临床上应用广泛，而且种类繁多。另外，有些患者平时服用活血化瘀类的中药或中成药，诸如丹参、红花、人参、复方丹参片等，亦会导致一定的出血倾向。

1. **抗凝血药**　使用抗凝血药是在口腔临床最常见的导致患者具有出血倾向的原因。近年来，中老年人因为预防心脑血栓的需要，长期服用抗凝血药物，造成拔牙术后和牙周洁治术后出血的病例逐渐增多。如果患者在口腔手术后持续出血超过 12 小时，很多情况是由于患者正在服用抗凝血药或具有抗凝血作用的中药制剂。此类出血绝大多数可以通过使用止血敷料，如明胶海绵，加上适当缝合及局部加压而得到解决。

如患者预防性服用抗凝血药物，需在口腔治疗前 3～5 天停服抗凝血药物。但如果患者有冠心病、高血压、心脏起搏器、血管支架、心脏瓣膜术后等情况，不能轻易停服抗凝血药物，否则会有发生血栓而导致生命危险的可能。因此对这类患者务必十分谨慎，必要时需要咨询相关临床医师。

临床研究发现，如果患者只是服用少量抗凝血药物，如每天服用剂量不超过 325mg 的阿司匹林，进行诸如少于 3 颗牙的简单拔除手术，一般不会引起比正常患者更多的出血。

2. **凝血功能障碍**　口腔出血是血液系统疾病（如原发免疫性血小板减少症、再生障碍性贫血、白血病、脾功能亢进等）常见的、首发的症状和/或并发症，多因血小板数量减少或血小板质量差等原因造成口腔黏膜出血或黏膜下渗血。患者常表现为全口牙龈肿胀伴出血，且出血量较大；口内有大块的凝血块，范围广泛且不能自行停止，有时可以持续 48 小时以上。口腔医师在临床上遇到这种情况，应立刻将患者转诊到血液专科医师处进行进一步的诊断治疗。

对于肝功能衰竭、肾功能衰竭、血小板减少症、血友病以及其他凝血功能异常等患者，切记不要轻易在诊所进行任何口腔手术，应转诊到有条件的综合医院口腔科或口腔专科医院。

（二）局部血管受损

口腔医师应熟悉操作部位的局部解剖特点、大小血管的分布和走向，并据此设计合理的手术切口、位置和大小以及翻瓣的范围等，操作动作要轻柔。另外，通过局部使用血管收缩剂、降低患者血压、局部压迫止血以及术区适当关闭缝合等方法预防和减少出血。

一旦发生异常的出血情况，应局部冲洗并用吸引器吸引，确定出血部位并发现出血的速度和出血的形式（毛细血管渗出性、静脉破裂流淌性还是动脉破裂喷射性），从而判断出血的具体原因，是局部原因还是全身原因。另外，要保证诊室有足够的护士，监测患者的生命体征，调整患者的血压，保持呼吸道通畅。

1. 小血管出血

（1）局部压迫止血：因为口腔周围有上下颌骨支持，可以承受较大的压力。口腔临床最简单有效的止血方法是局部加压，处理时先将软组织复位或适当缝合，在创面上覆盖纱布敷料嘱患者用力咬住。如果创面下方没有骨组织支持，可以用手指加压或缝合加压。如果在口外也可以考虑用绷带加压。

创口局部缝合能够对局部产生持续的压力，也属于局部压迫止血，是非常有效可靠的止血方法。缝合时要使用 3-0 的不可吸收丝线或缓吸收的 Vicryl 缝线。缝合方式以垂直或水平褥式缝合为主，这种缝合方式可以在创口附近提供很好的压力，而达到有效止血的目的。

（2）局部填塞止血：如果创口是开放性或洞穿性，可以用纱布敷料填塞在创口内，外面再加以压力。如果填塞敷料较多，应注意保持患者呼吸道通畅。

（3）指压止血：在局部压迫止血无效的情况下，可以根据血管的解剖部位和出血的位置，在出血部位主要供应动脉的近心端，用手指压迫在附近的骨骼上，以降低局部血液供应起到止血的目的。例如：额颞部出血可以在耳屏前方指压颞浅动脉；面中下部出血则可以在下颌骨下缘压迫咀嚼肌前缘部分的软组织，至下颌骨面以压迫颌外动脉；严重的颌面部大出血可考虑直接压迫患侧颈总动脉。具体方法：患者仰卧位，头偏向健侧，在气管外侧与胸锁乳突肌前缘交界处触及颈总动脉搏动，在环状软骨水平，将其压迫至第六颈椎横突上。但要特别注意，颈总动脉一次只能单侧压迫，且每次不能超过 3～5 分钟。压迫颈总动脉可引起颈动脉窦反射，有导致心律失常、血压下降甚至心脏骤停的风险，只能在紧急情况时使用。

2. 大血管出血　较大血管出血可以首先尝试局部复位缝合并压迫止血。如果没有效果，但局部可以找到活动出血点，可以尝试使用结扎止血法。结扎止血是比较常用而可靠的局部止血方法，找出创口内活动性出血的血管断端，用止血钳夹住，用 3-0 或 4-0 缝线直接结扎血管进行止血。

3. 广泛性渗血　除以上止血方法外，对于广泛性渗血可以用药物止血。

（1）药物止血：止血粉可以用于各种损伤引起的出血，尤其是广泛的组织渗血和静脉出血，对手术创面出血也有良好效果。使用时将药粉均匀涂布于整个出血面，立刻用干纱布加压包扎，一般5~10分钟即可止血。如果出血面积较大或出血严重可以重复应用。

（2）可吸收性明胶海绵：明胶海绵本身不会形成凝血块，但它可以为促进凝血块的形成提供基质。明胶海绵在1周内完全液化，4~6周被机体完全吸收。

（3）胶原蛋白敷料：通过保护伤口、固定凝血块达到止血目的，一般10~14天被吸收。

（4）氧化纤维素：用于止血，主要是外科不能缝合或结扎的中度出血。它通过提供酸性环境，促进血液蛋白分解，启动凝血和促使局部血管收缩而达到止血目的。

（5）氨甲环酸：是一种人工合成的氨基酸，具有止血抗炎的效果。它属于抑制纤溶系统药物中的一类，通过可逆性阻断纤溶酶原分子上的赖氨酸结合位点，导致纤溶酶原不能转变为纤溶酶，从而有效抑制纤维蛋白溶解，达到止血作用。

（6）微原纤维胶原：其基质中的胶原通过促使血小板聚集达到止血目的。

（7）骨蜡：是70%的蜂蜡和30%凡士林的混合物。通过用物理方法阻止骨髓内部毛细血管渗血，达到止血目的。但其缺点为不能被机体吸收。目前有药厂生产新的替代产品，其作用类似于骨蜡，但可在48小时内被机体吸收，很好地解决了机体对骨蜡的排斥反应问题。

除上述产品以外，甲壳素相关产品和血纤维蛋白黏合剂等都有报道被用于临床止血。另外，亦可用手术电刀和激光局部加热使小血管发生凝结达到止血目的。

临床处理大出血的方法和材料有很多，口腔出血的治疗必须针对出血来源及病因，采取不同的治疗方法，对症处理方能彻底解决。如果是因为局部组织病变导致的出血，应首先切除出血的病变组织。在局部止血的同时，还可以考虑配合使用全身止血药物，如酚磺乙胺等作为辅助用药，以加速血液凝固。对于出血严重的患者还应根据情况及时补充血容量，防止患者发生失血性休克。

（三）拔牙术后急性出血的处理

牙齿拔除后半小时左右去除压迫的纱布卷，一般不会有明显出血。拔牙后24小时内唾液为粉红色，或带有少量血丝为正常术后现象。拔牙后出血是指去除咬紧压迫的棉卷仍有明显的出血，口腔内有鲜红的血块或拔牙创面的血凝块向表面突起。拔牙术后出血是口腔医师临床工作遇到最常见的并发症之一。研究发现，下颌牙齿拔除后发生术后出血的情况是上颌牙发生概率的4倍。

1. 拔牙后出血的原因　除上述全身系统因素外，拔牙手术中的软组织撕裂损伤、拔牙窝内炎性肉芽组织刮除不彻底、牙槽骨骨折、知名大血管损伤等都可能是拔牙术后发生出血的原因。另外，过度漱口、反复刺激伤口也是常见的引起拔牙后出血的局部因素。

2. 拔牙后出血的预防

（1）在拔牙之前要认真详细了解患者的全身情况，例如有无个人或家族出血史、有无长期饮酒或肝病史、有无长期使用抗凝血药物及非甾体抗炎药等。对于有不能确定的先天性或获得性凝血障碍的患者应延缓手术，安排进行相应的检查（如凝血酶原时间）或与专科医师会诊。

（2）对于女性患者还要注意是否是月经期或妊娠期。

（3）在进行局部检查时，注意检查拔牙区域的软硬组织情况，排除周围有血管瘤或其他肿瘤的可能。

（4）拔牙前检查患者的血压，如果太高应等血压降低到安全水平再行手术。

（5）拔牙手术前应安慰患者，使其克服恐惧心理，必要时可给予口服镇静药物。

（6）手术时动作要轻柔，避免粗暴。拔牙时首先要注意分离牙龈，以减低发生牙龈撕裂的可能。如果需要切开黏膜，切口设计和大小应合理，避免伤及周围较大的动静脉。拔牙创内如果落入牙石、牙齿碎片或骨碎片应注意彻底清除。牙槽窝内如果发现炎性肉芽组织应完全刮除。牙槽窝在拔牙后会有不同程度的扩大或有牙槽骨壁折断，应用手指压迫复位，如骨片已与骨膜分离，则应予以去除。

（7）手术后仔细检查拔牙创，如果发现有牙龈撕裂，应进行拉拢缝合。如果牙槽窝内残留肉芽组织或异物，应彻底刮除干净。拔除连续多个牙齿时，无论是否有牙龈撕裂都应予以缝合，以减少出血机会并利于愈合。如果拔牙区损伤较大或有翻瓣，可以让患者局部冷敷以利止血消肿。有出血倾向的患者，应嘱其咬紧纱布棉卷并在诊所观察30分钟，待出血得到有效控制再允许患者离开，离开前再次检查拔牙区并更换纱布棉卷。要叮嘱患者不要反复用力漱口或吸吮及吐口水，这样会促使再度出血。拔牙后医嘱非常重要，要确认患者理解听懂。

3. 拔牙后出血的治疗　找到出血的来源和原因是最重要的。如果发现出血来源需要先进行局麻，注意此时的局麻药物不应添加血管收缩剂。否则由于血管收缩剂的暂时止血作用，可能使寻找出血源变得困难。

（1）临床治疗应先将高过牙槽窝和口腔内的血块清除，大致发现出血的原因。如果发现明确的活动出血点，用止血钳钳夹血管断面并用丝线结扎。尽量将拔牙窝两侧牙龈进行水平褥式缝合，使得两侧黏骨膜瓣紧张而令血运减少，有助于止血。

（2）如缝合压迫5分钟后出血情况仍无改善，可以将明胶海绵或止血粉等放入拔牙窝，再嘱患者咬紧纱布棉卷。

（3）如果仍然不能止血，可以在局麻下清除拔牙窝内凝血块，用碘仿纱条紧密填塞后局部加压，常可收到良好的止血效果。

（4）如果局部用咬紧纱布的方法控制出血效果不明显，可以尝试让患者局部咬紧潮湿的茶叶袋。因为茶叶内含有天然的鞣酸成分，具有收缩血管进而起到促进止血的作用。

第七节 ｜ 恶心与呕吐

恶心是一种可以引起呕吐冲动的胃内不适感，常为呕吐的前驱感觉，但也可单独出现。主要表现为上腹部的特殊不适感，常伴有头晕、流涎、脉搏缓慢、血压降低等迷走神经兴奋症状。对于口腔医师来讲，恶心并不是能够带来严重风险的急症，但它会严重影响治疗操作，增加发生其他意外情况，如损伤局部周围软硬组织、发生误吞误咽等的可能。另外，恶心也有可能是患者有其他健康问题，甚至严重疾病的表征。

呕吐是胃和肠道内容物（食糜）由于受到强力挤压，逆流经过食管由口腔吐出的动作。在呕吐的过程中腹肌和膈肌急剧收缩，腹腔和胸腔的压力上升，挤压胃中的内容物上升经由口腔吐出。

引起恶心、呕吐的原因很多：①消化系统感染性疾病，如食物中毒、急性胃肠炎、病毒性肝炎；②内脏疼痛性疾病，如急性肠梗阻、胰腺炎、胆囊炎、腹膜炎；③中枢神经系统疾病，如脑炎、脑膜炎、高血压脑病；④药物引起，如化疗药物、洋地黄类药物、某些抗生素等；⑤晕动症，晕车船的人发作时可出现恶心、呕吐；⑥心因性呕吐，有些人从儿童期或学生时代就开始发病，可有家庭史，女性多见；⑦其他，如急性青光眼、梅尼埃病，妊娠呕吐、消化不良等。

除上述因素外，在口腔临床治疗过程中，局部麻醉造成的舌头和咽喉部的肿胀感，以及使用的一些消毒和口腔治疗药物，如甲醛等发出的特殊气味，也是引起患者产生恶心呕吐的原因。

【风险】

恶心和呕吐紧密相关，发生呕吐后，一旦胃容物进入到呼吸道，情况会变得十分危险。

【应对】

如果患者在治疗过程中发生恶心，口腔医师应停止正在进行的操作，让患者闭口。直立牙椅，让患者尽量放松，以用鼻吸气口吐气的方式，缓慢地深呼吸。如果仍然不能得到缓解，可以给予少量含糖的温水或饮料让患者慢速啜饮。如果需要亦可考虑给予25～50mg苯海拉明口服。

在患者发生恶心并有可能呕吐时，诊所护士应提前将合适的容器准备好，一旦患者呕吐，让其吐入容器当中。当患者吐完后，先给予稀释的双氧水漱口，再用漱口水以清除不良气味，因为不良的气味可以导致患者持续恶心呕吐。对于溅到地面或牙椅上的呕吐物，应及时清洗并用消毒液处理。

如果意识丧失的患者发生呕吐，应立刻用高速吸引器将口内的呕吐物吸出，同时密切观察患者的呼吸道通畅和胸部运动情况，并监测患者呼吸和血氧浓度。等呕吐情况被控制，应让患者进行胸部X线检查，判断有无发生吸入性肺炎的可能。如果发现肺的中下部位有不透光影像，应及时将患者转诊到呼吸科诊治。

参考文献

1. 张文武. 急诊内科学. 4 版. 北京：人民卫生出版社，2017.

2. 钟南山. 呼吸病学. 2 版. 北京：人民卫生出版社，2012.

3. STANLEY MALAMED, DANIEL ORR. Medical Emergencies in the Dental Office. 7th ed. St. Louis: Elsevier, 2014.

4. ORRETT OGLE, DYM HARRY， Robert Weinstock. Medical Emergencies in Dental Practice. Hanover, IL: Quintessence, 2016.

5. KAPOOR W N. Syncope. N Engl J Med, 2000(343):1856-1862.

第三章

口腔诊所应对临床紧急情况的
准备工作

前两章讨论了因为患者全身健康问题在口腔临床发生的常见紧急情况，以及对这些患者进行口腔治疗时可能发生的一些风险和意外。尽管这些风险发生的概率很低，但很多时候是在没有任何预警的情况下发生的，而且一旦发生，会给患者带来健康损害和生命危险。

大多数患者对未知的口腔诊疗的惧怕和紧张，也增加了其在口腔诊所发生紧急情况的可能性。如果口腔医师没有及时发现，或临床应对失误，除了给患者生命和身体健康带来严重后果，给诊所的工作和信誉带来负面影响，也可能会给自己带来法律上的麻烦和困扰。

因此口腔医师在诊所的营运中始终要有防范风险的意识，除了对可能发生的临床伴发紧急状况的诊断和应对有很好的了解，还应该在诊所工作人员的训练，以及紧急情况时需要使用的药物和器械等方面有周全的准备。诊所要备有相应的急救器械设备和药物，以保证在紧急情况发生时能够独立抢救患者，尽可能维持患者生命在30分钟以上。这是因为我国城乡建设的发展十分迅速，交通拥挤情况日益严重，另外各地经济发展情况及条件不同，从拨打120求救到专业急救人员赶到，可能需要花费较长时间。

第一节 ｜ 诊所工作人员的培训

诊所对一旦发生紧急情况要提前备有预案。工作人员要明确责任、各司其职，并经过严格的急救训练，掌握在紧急情况下的各种急救工作和心肺复苏的操作。例如一旦有紧急医疗情况发生，前台护士在医师的指示下迅速拨打紧急救护电话，并熟练地用简洁的语言，在尽可能短的时间里向救护人员准确、专业地提供有关信息，这样有助于专业救护人员提前了解患者可能发生的问题和严重程度。诊所其他护士则要掌握如何协助医师正确安置患者，及时准备医师有可能需要的药物和器械，并在需要时尽快为患者建立静脉通道等。

诊所还应指定专人负责，定期检查急救设备的性能，万一损坏要及时维修，保证其在需要的时候能够正常工作。另外，注意定期检查急救药物是否齐全和过期，否则要尽早订购更换。例如氧气瓶可能会漏气，急救药物会过期，生命体征监测设备即使是新的也会因为长期不用而电池失效。不要以为配置了急救药物和设备就万事大吉，如果到真正需要使用的时候器械不能正常工作或药物过期，将严重影响患者的救治。同时，建议诊所每季度或每半年进行一次模拟急救演练。

第二节 │ 应对口腔临床伴发急症需要使用的器械

1. **氧气罐及吸氧设备**　氧气在很多紧急医疗状况发生时需要使用，是口腔诊所必备的急救器械。应定期检查瓶内氧气是否还有剩余，并要有多余的氧气瓶以备用。

2. **鼻咽通气管**　在呼吸道堵塞的情况下使用。

3. **听诊器和血压计（或生命体征监测仪）**　用于监测患者的生命体征。

4. **自动体外除颤仪**　一旦患者心跳停止时使用。

5. **吸引器和吸痰管**　吸除患者口腔和咽喉部位的分泌物，保持呼吸道通畅。

6. **麦氏插管钳和喉镜** 需要气管插管时使用。

7. **舌钳** 牵拉舌头以改善患者舌后坠的情况。

8. **输液架和其他输液用品** 建立静脉输液通道。

9. **14号或16号针头和注射器** 紧急气管穿刺通气时使用。

第三节 | 应对口腔临床伴发急症需要使用的药物

口腔诊所应提前预备在紧急治疗情况下有可能需要使用的所有急救药物，并对其定期检查，在个别药物过期之前予以更新更换。有的医药厂家提供成套的急救药品箱，非常方便省事，但购买以后应逐一检查确认其符合诊所的要求，否则要进行相应添加。如果诊所提供诸如口服或静脉药物镇静等服务，需要预备的急救药品范围无疑要更广。在可能的情况下最好能够请有经验的急诊专科医师给予指导。

美国牙科学会要求所有牙科诊所和相关医疗机构必须备有紧急医疗情况时可能需要使用的基本物品，并要求所有的牙科医师对这些物品的作用、使用方法和使用剂量等有足够的认识和了解，以便在必要时进行正确使用。其建议的必备物品包括：肾上腺素注射液（1∶1 000）、抗组胺药物（注射用）、硝酸甘油（舌下含片或喷雾剂）、支气管扩张药物、阿司匹林、葡萄糖和无创正压机械通气设备。再加上芳香氨，我们称之为口腔诊所八大核心急救用品，建议每个诊所必备。

1. **氧气** 缺氧是很多临床急症发生的紧急状况之一，而且人体一旦缺氧，可以在很短时间内发生心脑等重要器官的损伤。诊所还应备有能够加压输氧的气囊-活瓣-面罩式手持呼吸器。

2. **芳香氨**　晕厥是在口腔诊所最常见的紧急情况，强烈的氨味可以刺激呼吸和大脑延髓的血管收缩中心。氨味刺激、放置患者至平卧位和吸氧，可以使大部分晕厥患者快速恢复正常。

3. **葡萄糖**　患者就诊前由于紧张等原因影响进食，很容易在诊所发生低血糖，因此诊所应常备果汁等含糖饮料和糖块，可以给予意识仍然清醒的有低血糖情况的患者使用；但对于已经丧失意识的患者，不适于任何口服方法，以免引起误吸造成危险。诊所应准备 5% 和 50% 的葡萄糖溶液用于静脉注射。另外应备有胰高血糖素，在无法静脉注射时用于肌内注射。

4. **抗哮喘药物**　如沙丁胺醇气雾剂、氨茶碱和异丙肾上腺素。β_2 受体拮抗剂类支气管扩张药物可以通过松弛支气管平滑肌，有效治疗支气管痉挛和哮喘。其中沙丁胺醇有效果良好，副作用小的优点。

5. **抗凝血药物**　如阿司匹林等。患者如果在诊所治疗过程中发生胸痛，怀疑有心肌缺血或有其他显示可能发生急性心肌梗死的症状，应给予患者 325mg 阿司匹林咀嚼 30 秒后吞下，可以起到迅速而持续的抗凝血作用。有严重出血倾向和对阿司匹林过敏的患者应慎用。

6. **血管扩张药物**　如硝酸甘油等。血管扩张药可以用于缓解有心绞痛既往史的患者发生的急性胸痛；或患者没有心绞痛病史，但呈现急性心肌梗死症状时使用。硝酸甘油药片一般以 0.3～0.6mg 经舌下含服。硝酸甘油气雾剂可以在避光的条件下保存很久。如果患者正在服用治疗阳痿的药物，应避免使用硝酸甘油。

7. **肾上腺素**　其作用包括扩张支气管、收缩血管、加速心率、提高心肌收缩力、增加脑部血流以及加强肥大细胞的稳定性。因此，肾上腺素可以在支气管痉挛、心脏停搏和变态反应时的急救过程中使用。一般建议成人的使用剂量为 0.3mg 静脉注射或 0.5mg 肌内注射，对于心脏停搏则应加大到 1mg。

8. 抗过敏药物 如抗组胺药物苯海拉明，可以用于急性重症变态反应，但患有重症肌无力、闭角型青光眼、前列腺肥大者禁用。

9. 血管收缩药物 如去甲肾上腺素、多巴胺等，有收缩血管、升高血压的作用。

第四节 │ 心肺复苏

心跳和呼吸是人类生命存在的两大特征，心脏搏动停顿使得血液循环停止，很快会伴有呼吸的停止，同样呼吸停止很快会有心跳的消失。此时患者处于濒临死亡的边缘，如果不及时进行心肺复苏等抢救措施，会很快造成患者大脑和其他全身组织器官的不可逆性损害而导致死亡。心肺复苏可以因为人工外力维持患者的血流和供氧，使人体大脑和其他重要脏器继续保持活力，为专业人员到来进行进一步抢救治疗争取时间。很多逝去的生命其实可以通过及时而正确的心肺复苏得以挽救。

尽管在口腔诊所需要进行心肺复苏的紧急情况极少发生，但熟练掌握心肺复苏的基本知识和操作，不仅对口腔执业医师是必须的，诊所所有工作人员包括前台护士都应该将其作为必备技能。

发生心脏搏动暂停的患者经常表现为意识突然丧失、呼吸停止、口唇及面部发灰发绀、动脉搏动消失。诊所工作人员应注意心脏骤停和癫痫急性发作的区别，癫痫可以意识突然丧失，面色发灰发绀，但仔细检查患者仍然有呼吸和心跳，只是变弱变慢，同时癫痫常伴有四肢抽搐现象。

如果发现患者突然意识丧失，呼唤无反应，检查呼吸停止或呼吸不正常（只是喘息），在 10 秒钟之内不能明确感觉到脉搏，即可启动心肺复苏程序。首先检查周围环境，确认安全，同时拨打电话寻求专业紧急救助。然后，让患者平躺在地上，如果患者正在牙椅上，应将牙椅平放，在患者的背后放置大小合适的硬质木板或塑料板。将双手放置在患者胸骨的下半部，以每分钟 100～120 次的速率持续按压，每按压 30 次给予两次人工呼吸。注意按压的深度要足够，起码在 5cm 以上，但不应超过 6cm。每次按压要让胸廓充分反弹，不可在每次按压后将身体倚靠在患者胸部。按压应避免中断和过度通气。人工呼吸前应确认患者没有气道堵塞情况，用吸引器吸出口腔内分泌物。如果有舌后坠情况，应将下颌骨向上后提拉以使气道通畅。每大约 2 分钟检查一次脉搏，如仍然不能触摸到脉搏，则持续进行直到专业人员赶到。如果诊所配备自动体外除颤仪（AED）应尽早使用，在 AED 的指导下进行电击除颤。

参考文献

1. STANLEY MALAMED, DANIEL ORR. Medical Emergencies in the Dental Office. 7th ed. St. Louis: Elsevier, 2014.

2. ORRETT OGLE, DYM HARRY, ROBERT WEINSTOCK. Medical Emergencies in Dental Practice. Hanover, IL: Quintessence, 2016.

3. ROSENBERG M. Preparing for medical emergencies: The essential drugs and equipment for the dental office. J Am Dent Assoc, 2010, 141:14S-19S.

4. MERCHANT R M, TOPJIAN A A, PANCHAL A R, et al. 2020 American Heart Association Guidelines for Cardiopulmonary Resuscitation and Emergency Cardiovascular Care. Circulation, 2020, 142(16): suppl 2.

第四章

常见临床急症应对基本流程

有关研究表明，大部分的口腔临床伴发急症是由于患者的疼痛不适，或患者的牙科恐惧未被足够重视，没有采取相应的措施；或者以上两种情况并存所导致。因此针对患者疼痛和其对口腔治疗的惧怕这两种情况采取必要措施，可以预防绝大多数在口腔诊所可能发生的临床伴发急症。

但无论我们如何小心、如何预防，完全杜绝意外的发生是不可能的，因此掌握正确的应对方法和急救措施，是每一位口腔执业医师的必备技能。只要是在诊所范围内发生的任何急症和意外，无论发生在诊所患者、还是患者家属甚至其他任何人身上，尽自己最大的努力去维持他们的生命，直到其症状得到好转和缓解，或者维持到专业急救人员赶到，将患者安全转移到相应的医疗机构，是我们作为口腔医师应尽的责任和义务。

第一节 ｜ 口腔临床紧急情况因应法则

口腔诊所对于常见的临床紧急情况最重要的是切实做好预防工作。通过积极预防，可以避免绝大多数的风险发生。预防工作包括三方面的内容：一是把有风险的患者甄别筛选出来，将他们转诊到有更好条件的口腔医疗机构，或规模较大的诊所进行治疗；二是通过各方面的工作让本来有可能发生在治疗过程中的紧急情况最后没有发生；三是做好各方面的预防准备工作，一旦紧急情况发生，可以及时正确应对（表4-1-1），将这些风险和意外给患者和诊所带来的伤害和损失降到最低。

表 4-1-1　口腔诊所常见急症的主要症状和急救处理

急症	主要症状	急救处理
心绞痛	急性胸痛,胸闷,出汗	硝酸甘油舌下含服,吸氧
心肌梗死	胸前中央部位渐进性挤压性疼痛,气短	硝酸甘油舌下含服,阿司匹林咀嚼,吸氧,必要时电除颤
哮喘	呼吸困难,咳嗽,哮鸣音,无法言语	β_2 受体拮抗剂(沙丁胺醇),肾上腺素,吸氧
晕厥	头晕,恶心,轻度头疼,出汗,意识丧失,血压下降	吸氧,放平体位,芳香氨刺激
过敏性休克	上呼吸道水肿,支气管痉挛,血压下降,身体瘫倒	给氧气、肾上腺素
低血糖	身体颤抖,出汗,头疼,言语不清	口服含糖饮料或糖块,注射 50% 葡萄糖溶液或胰高血糖素
癫痫	突然失去意识,手足抽搐	吸氧
肾上腺功能低下	血压降低	氢化可的松

口腔临床一旦发生紧急情况，基本因应法则如下：

1. **停止口腔治疗**　立刻停止正在进行的任何口腔诊疗操作。

2. **识别**　确定发生的是哪一类的紧急情况以及发生的大致原因，确定患者是否意识丧失。

3. **寻求专业帮助**　拨打 120。

4. **体位**　将患者放置于适当的体位。

5. **呼吸道**　持续观察患者呼吸情况并维持患者呼吸道通畅。

6. **持续监测患者基本生命体征**　心率、血压、呼吸等。

7. **呼吸与给氧**　确定患者是否有自主呼吸，并给予氧气吸入（过度通气病例除外）。如果没有自主呼吸应用人工方法维持。

8. **血液循环**　确定患者心脏功能及血液循环情况，必要时需要心外按摩。

9. 适当的紧急处置　根据患者发生的紧急情况进行相应的临床处理及使用急救药物。

第二节 ｜ 口腔临床紧急情况应对流程

为便于口腔医师的理解和记忆，下面就将口腔诊所应对常见临床紧急情况的基本流程，以图示的形式予以简单总结。

一、口腔临床患者不同身体健康状况临床应对流程

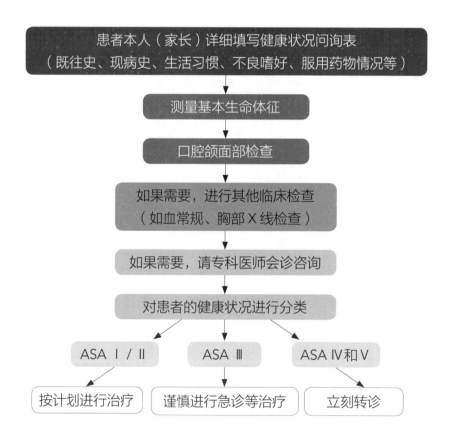

二、血压异常临床应对流程

1. 高血压

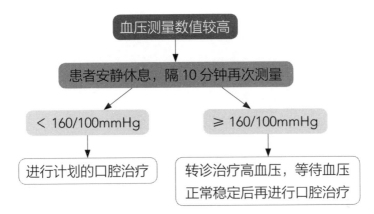

2. 低血压

（1）

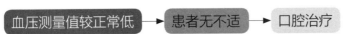

（2）

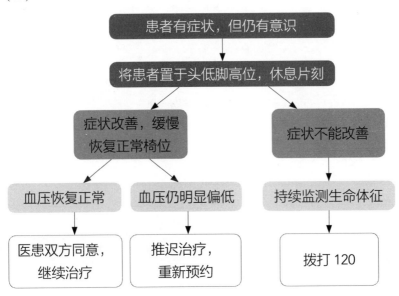

（3）

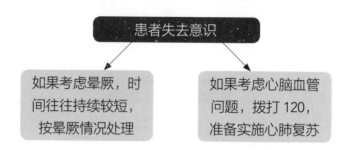

3. 高血压急症

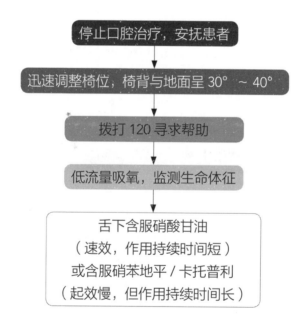

三、心血管疾病临床应对流程

1. 心绞痛

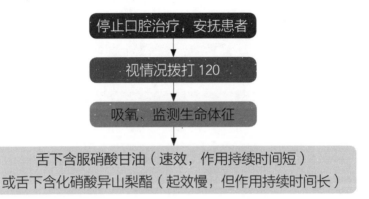

停止口腔治疗，安抚患者

↓

视情况拨打 120

↓

吸氧、监测生命体征

↓

舌下含服硝酸甘油（速效，作用持续时间短）
或舌下含化硝酸异山梨酯（起效慢，但作用持续时间长）

2. 心肌梗死

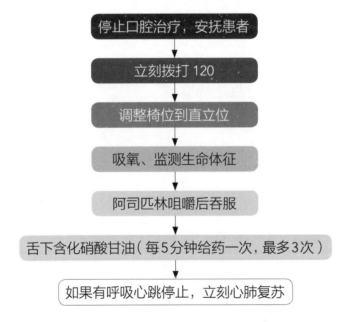

停止口腔治疗，安抚患者

↓

立刻拨打 120

↓

调整椅位到直立位

↓

吸氧、监测生命体征

↓

阿司匹林咀嚼后吞服

↓

舌下含化硝酸甘油（每5分钟给药一次，最多3次）

↓

如果有呼吸心跳停止，立刻心肺复苏

四、低血糖临床应对流程

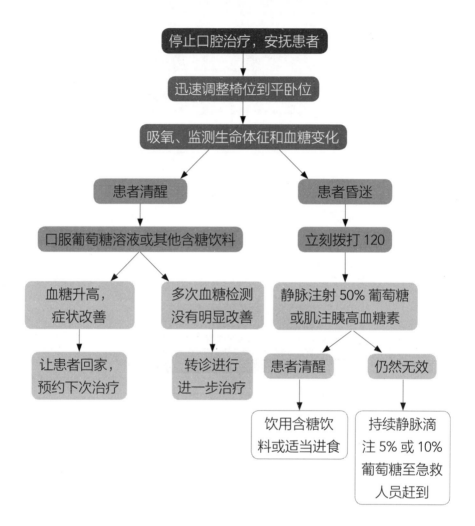

五、哮喘临床应对流程

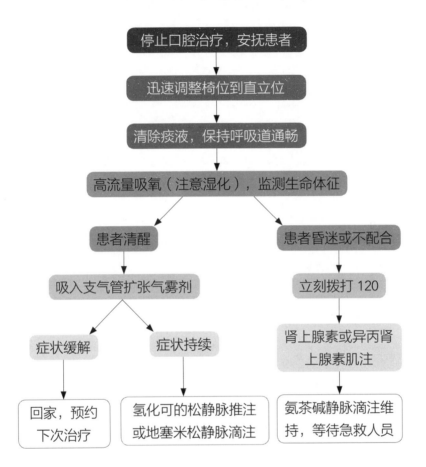

六、晕厥临床应对流程

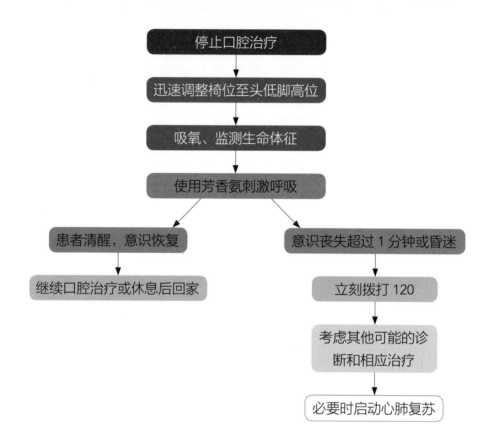

停止口腔治疗

迅速调整椅位至头低脚高位

吸氧、监测生命体征

使用芳香氨刺激呼吸

患者清醒，意识恢复

继续口腔治疗或休息后回家

意识丧失超过 1 分钟或昏迷

立刻拨打 120

考虑其他可能的诊断和相应治疗

必要时启动心肺复苏

七、变态反应临床应对流程

1. 局部或轻症变态反应

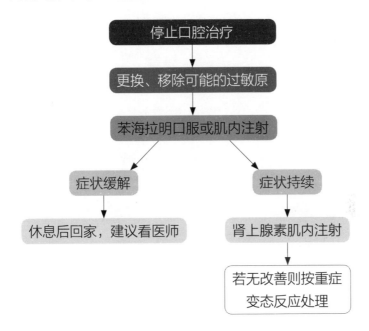

停止口腔治疗

更换、移除可能的过敏原

苯海拉明口服或肌内注射

症状缓解 → 休息后回家，建议看医师

症状持续 → 肾上腺素肌内注射 → 若无改善则按重症变态反应处理

2. 全身或重症变态反应

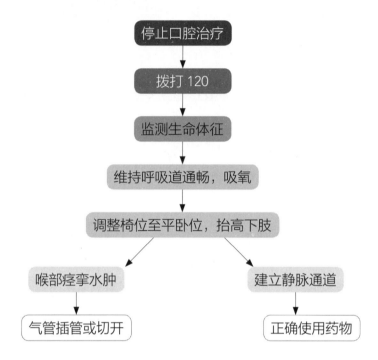

八、局麻药物使用过量临床应对流程

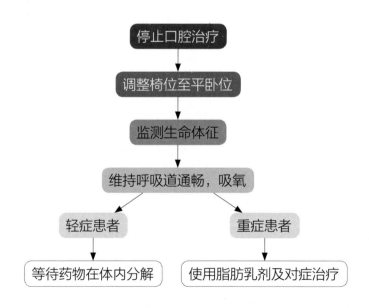

第五章

口腔治疗前抗生素的预防性使用

很多情况可以导致细菌进入血液，从而引发人体局部或远处脏器的感染，但临床上我们无法预测具体哪些患者最终会发生这种情况。口腔治疗，尤其是一些侵入性治疗，常引起口腔细菌进入血液，导致菌血症。口腔治疗前使用抗生素，主要为了预防因为菌血症引发的两种临床感染后果：感染性心内膜炎和人工关节植入体周围感染。

美国牙科学会 2017 年 3 月发布了最新版《口腔治疗前抗生素的预防性使用指南》，相较以前推出的使用指南，其中有关需要在口腔治疗前预防性使用抗生素的适应范围大大缩小了。

第一节 ｜ 预防感染性心内膜炎

感染性心内膜炎指因细菌、真菌和其他微生物（如病毒、立克次体、衣原体、螺旋体等）直接感染，而导致心脏瓣膜或心室壁内膜的炎症。感染性心内膜炎患病率在我国尚缺乏确切的流行病学统计数据，因为病例定义随时间、研究者及临床机构的不同而不同，各国资料也存在差异，2013 年发表在《新英格兰医学杂志》的一篇报告显示，工业化国家感染性心内膜炎的年发生率约为 3/100 000 ~ 9/100 000 人，男女比例大约为 2：1，年龄较大的成人发病率更高。与其相关的细菌主要有：溶血性链球菌、金黄色葡萄球菌、肠球菌、绿脓杆菌、沙门氏菌以及念珠菌等。

感染性心内膜炎是由菌血症引起的一种致命性并发症，有报道其死亡率高达 60% ~ 80%。年龄偏大者；人工瓣膜植入者；心内膜已有损害、心脏结构异常者；有风湿性心脏病或先天性心脏病者；自身免疫系统受损的患者，如罹患红斑狼疮；刚接受心脏手术，留置有导管的患者等均属于发生感染性心内膜炎的高危人群。

人体发生菌血症的机会很多，甚至可以由日常刷牙、使用牙线甚至正常的咀嚼活动引起。侵袭性口腔治疗如拔牙等更容易使得口腔内细菌进入血液循环引起菌血症。术前使用抗生素，提前在血液中达到有效的药物浓度，可以有效防止菌血症，从而降低感染性心内膜炎发生的风险。

一、易罹患心内膜炎的心脏状况

1. **高危状况**　包括人工瓣膜植入者，既往有细菌性心内膜炎病史，先天性心脏病伴发绀（如完全性大动脉转位、法洛四联症等）以及心脏移植继发心脏瓣膜病变患者。

2. **低危状况**　包括除高危状况以外的其他先天性心脏畸形、获得性瓣膜功能不良（如风湿性心脏病）、肥厚型心肌病和二尖瓣脱垂综合征合并瓣膜增厚或有逆流等。

对于低危状况患者，其发生感染性心内膜炎的危险性和正常人无显著差别，故一般无需在术前给予抗生素。但也不能一概而论，口腔医师应该根据患者的具体情况进行综合判断，对于不是很确定的病例，最好让患者进行进一步的检查，或咨询患者临床医师的意见。对于此类不能确定的患者，如果急需立刻进行手术或其他紧急口腔治疗时，术前使用抗生素以达到预防的目的可能是最佳选择。

二、口腔治疗与术前使用抗生素

据研究，口腔科临床操作菌血症的发生率为 10% ~ 100%。可能引起菌血症的口腔治疗和操作主要有拔牙、牙周治疗（包括牙周手术、牙龈下药物置入、牙周探诊、牙周深度洁治等）、种植牙植入或脱落牙再植、牙齿根尖手术、正畸治疗放置带环、牙周韧带内局部麻醉注射、可能出血较多的牙齿或种植牙洁治等。

对易罹患心内膜炎风险的患者，任何会侵入牙龈组织、牙根尖部位或穿透口腔黏膜组织的口腔治疗，术前都应预防性使用抗生素（表5-1-1）。研究发现相较其他口腔治疗和手术，拔牙和牙周手术后感染性心内膜炎发生的概率更高。另外一项研究也发现，拔牙后患者菌血症的发生率高达74%。而补牙、镶牙、手术后拆线、装置活动义齿或正畸矫治器、口内取模等则属于低危险性口腔操作，可以不需给予抗生素。

如果患者有较为严重的牙龈炎症，操作过程中出血情况明显，发生菌血症的概率较高，术前用药可能是好的选择，对于预防口腔治疗后发生感染性心内膜炎是最安全有效的方法。加强和改善患者口腔卫生及全身健康状况，减少口腔内有害菌群的数量才是预防的关键。

表5-1-1 预防心内膜炎术前抗生素使用方法

使用情况	抗生素	使用方法
常规	阿莫西林（Amoxicillin）	成人：2g 口服，术前 1 小时 儿童：50mg/kg，术前 1 小时
如果青霉素不过敏，但无法口服药物	氨苄西林（Ampicillin）	成人：2g，肌内或静脉注射，术前 30 分钟 儿童：50mg/kg，肌内或静脉注射，术前 30 分钟
如果青霉素过敏	克林霉素（Clindamycin）	成人：600mg 口服，术前 1 小时 儿童：20mg/kg 口服，术前 1 小时
	头孢氨苄（Cephalexin）	成人：2g 口服，术前 1 小时 儿童：50mg/kg 口服，术前 1 小时

续表

使用情况	抗生素	使用方法
如果青霉素过敏	阿奇霉素（Azithromycin）或克拉霉素（Clarithromycin）	成人：500mg 口服，术前 1 小时 儿童：15mg/kg 口服，术前 1 小时
如果青霉素过敏，也无法口服药物	克林霉素（Clindamycin）	成人：600mg，肌内或静脉注射，术前 30 分钟 儿童：20mg/kg，肌内或静脉注射，术前 30 分钟
	头孢唑啉（Cefazolin）或头孢曲松（Ceftriaxone）	成人：1g，肌内或静脉注射，术前 30 分钟 儿童：25mg/kg，肌内或静脉注射，术前 30 分钟

　　一般情况下，治疗前预防性使用抗生素后，术后无需继续使用抗生素。但如果治疗过程中发现局部组织有感染的情况，或患者有先天或后天的免疫缺陷问题，口腔治疗后应继续使用抗生素。如果治疗结束后患者有身体不适、发热等急性感染症状，很可能由于治疗前抗生素使用无效，应立刻将患者转诊到综合医院进一步检查和治疗。

　　常规情况，治疗前 1 小时口服抗生素效果最佳。如果患者忘记术前服用，治疗前临时服用也可以让抗生素在血液中达到一定浓度，而起到防止感染发生的目的。如果评估显示发生感染性心内膜炎的高危患者，因为种种原因在治疗前完全没有使用抗生素，或治疗前评估危险性较低的患者，但在治疗过程中创伤较大、出血较多，可以在治疗结束后补救性服用抗生素。但研究表明，最晚应该在治疗结束后 2 小时以内服药。

　　如果患者由于其他原因正在服用抗生素，则治疗前预防性使用的抗生素应选择与其正在服用的不同种类的药物。比如：患者因为腿部感染正在服用阿莫西林，口腔医师应选择克林霉素、阿奇霉素或克拉霉素作为治疗前用药。

对于需要术前使用抗生素的患者，如果口腔治疗需要进行多次，应将每次治疗尽可能相隔 9～14 天以上。研究表明，与每次治疗间隔时间较长者相比，短期多次服用抗生素者更易产生耐药性。

第二节 | 关节修复体植入患者的术前用药

美国牙科协会对有关节修复体的患者进行口腔治疗的最新临床指导认为，一般情况下，不建议为防止关节修复体周围感染而术前使用抗生素。因为大量的研究表明：①没有确切的证据显示口腔治疗与关节修复体周围感染有直接关联；②口腔治疗前使用抗生素无法防止关节修复体周围感染；③抗生素的使用有可能发生药物耐受、变态反应以及相应的伺机性感染，因此认为术前使用抗生素对于这类患者可能弊大于利。但临床指导又同时指出，口腔医师对有关节修复体的患者术前抗生素的使用，要根据其具体情况进行综合判断，最好和患者事先沟通，并听取患者骨科医师的意见，由患者的骨科医师决定是否需要术前用药，以及使用药物的种类和使用方法（表 5-2-1）。

美国牙科协会 2005 年发布的全关节置换口腔患者术前抗生素使用指南，将以下情况列为可能的高危状况：

1. **炎性关节病**　包括风湿性关节炎、系统性红斑狼疮。
2. 疾病、药物或放疗引起的免疫抑制。

3. 关节置换的前两年。

4. 既往有关节修复体周围感染史。

5. 患者身体远处有急性感染。

6. 血友病。

7. 营养失调。

8. 恶性肿瘤患者。

9. HIV 感染。

表 5-2-1　修复体植入术前抗生素的使用方法

使用情况	抗生素	使用方法
常规	阿莫西林（Amoxicillin）或头孢氨苄（Cephalexin）或头孢拉定（Cefradine）	2g 口服，术前 1 小时
如果无法口服药物	氨苄青霉素（Ampicillin）	2g，肌内或静脉注射，术前 30 分钟以内
	头孢唑啉（Cefazolin）	1g，肌内或静脉注射，术前 30 分钟以内
如果青霉素过敏	克林霉素（Clindamycin）	600mg 口服，术前 1 小时
如果青霉素过敏，也无法口服药物	克林霉素（Clindamycin）	600mg，静脉注射，术前 30 分钟以内

第三节 ｜ 人体免疫系统受损患者

免疫系统受损的患者可能无法耐受由于侵入性口腔治疗所引发的一过性菌血症，而可能导致远处脏器发生感染的风险。这些情况主要包括：

1. 继发于人类免疫缺陷病毒（HIV）感染、严重复合型免疫缺乏症、中性粒细胞减少症、肿瘤化疗、造血干细胞或器官移植等的免疫抑制。

2. 头颈部放疗。

3. 自身免疫性疾病。

4. 镰刀细胞性贫血。

5. 无脾畸形或脾切除。

6. 长期使用类固醇。

7. 糖尿病。

8. 双膦酸盐治疗。

对于具有以上疾病的患者应根据具体情况，酌情考虑术前使用抗生素。必要时和患者的临床医师进行沟通。

自 20 世纪三四十年代以来，研究发现口腔治疗引起的出血、菌血症与感染性心内膜炎的发生有直接的关联，术前对有发生心内膜炎危险的患者使用抗生素逐渐成为操作常规，后来又发展到人工关节周围感染高危患者以及免疫系统缺陷患者。

很多口腔医师和其他临床医师经常让正常健康的患者术前使用抗生素，认为可以减少术后发生感染的机会，甚至还有不少医师为了所谓的安全，不加选择地给所有患者术前用药，这无疑增加了抗生素滥用的可能，并引发细菌产生耐药性的风险。术前使用抗生素和减少感染发生虽具有关联，但并不表示有直接的因果关系。因此口腔医师在实施口腔治疗前，应根据患者的身体健康状况、既往史，以及治疗的创伤出血程度等，慎重决定是否需要术前使用抗生素。

总之，术前用药一定要慎重，能不用则不用，只在对患者利大于弊的情况下使用。抗生素除有治疗作用外，还有一些毒副作用，可以对肝、肾造成损害，同时可以产生诸如胃部不适、腹泻以及变态反应等，并且有些毒副作用可能是致命的。长期反复和不恰当使用抗生素还会导致细菌产生耐药性，使感染更加顽固难治。因此术前用药应严格掌握适应证，只针对特定的高危患者。

参考文献

1.　林果为，王吉耀，葛均波．实用内科学．15 版．北京：人民卫生出版社，2017.

2.　WYNN R L, MEILLER T F, CROSSLEY H L. Drug Information Handbook for Dentistry. 16th ed. Hudson, OH: Lexi-Comp, 2010.

3.　SOLLECITO T P, ABT E, LOCKHART P B, et al. The use of prophylactic antibiotics prior to dental procedures in patients with prosthetic joints: Evidence-based clinical practice guideline for dental practitioners - a report of the American Dental Association Council on Scientific Affairs. J Am Dent Assoc, 2015, 146(1):11-16.

4.　WILSON W, TAUBERT K A, GEWITZ M, et al. Prevention of infective endocarditis: Guidelines from the American Heart Association: A guideline from the American Heart Association Rheumatic Fever, Endocarditis and Kawasaki Disease Committee, Council on Cardiovascular Disease in the Young, and the Council on Clinical Cardiology, Council on Cardiovascular Surgery and Anesthesia, and the Quality of Care and Outcomes Research Interdisciplinary Working Group. J Am Dent Assoc, 2008, 139 Suppl:3S-24S.

第六章

预防口腔不当治疗的
基本原则和方法

　　口腔临床的不当治疗主要包括：错误诊断、延误治疗、不当或错误处置以及在治疗过程中使用不合格的材料等。近年来，患者的自我保护和法律意识日益增强，卫生行政部门和法律机关接到来自患者的投诉案件呈上升趋势。口腔医师在临床诊疗过程中注意自我保护，预防口腔不当治疗的发生也变得越来越重要。

第一节 ｜ 防范患者不当治疗投诉的基本原则

　　1. 口腔医师在进行临床诊断时要认真、慎重，尤其对一些疑难病例。书写病历时，要详细完整记录所有支持做出特定诊断的信息，包括：患者的临床主诉症状、临床检查结果、其他辅助检查结果（如 X 线检查、牙髓活力测试等）。

　　2. 发现问题后，及时安排患者进行相关治疗。如果患者拒绝治疗，应让其在知情书上签字，表明该患者清楚不进行治疗的后果和危险，并愿意承担由此所引起的一切不良后果。如果由于患者经济或时间安排等方面的原因，需要推迟治疗，医师也应该在病历中予以记录说明，并酌情给予安排和配合。

　　3. 重视医患沟通，在治疗实施前通过口头解释说明、提供学习材料、借助图片模型等方法，让患者了解即将进行治疗的原因、治疗的大致过程、治疗后的预期结果以及可能发生的并发症等，并耐心回答他们的问题。

　　（1）在开始任何口腔治疗前，一定注意让患者签署书面的治疗知情同意书，并请在场的第三人作为证人一并签字。这是一旦发生医患纠纷或法律诉讼最重要的保护医师权益的文件，口腔医师一定要特别重视。

（2）医师在治疗过程中要严格按照规范操作。使用的所有器械、材料都必须是正规合格的产品。绝不能为节省成本，使用假冒伪劣产品而因小失大。

（3）治疗结束后要向患者仔细交待注意事项，并根据需要开具处方药物。

（4）如果治疗后发生不良后果，应如实告知患者，并采取相应措施予以补救或及时转诊。

（5）购买诊所营运所需要的各种保险，以防万一，这一点非常重要。

第二节 | 重视临床病历的书写

口腔临床病历是口腔医师对整个诊疗行为严格、完整、正确、客观的记录。在病历中，医师要记录对患者病史的了解、临床检查的发现和结果、疾病的诊断、相应的治疗方案和建议、患者的反馈情况以及每次治疗的具体操作与完成情况等。完整规范的病历是应对患者口腔不当治疗投诉的重要文件资料。

一、临床病历的重要性

1. 病历是医患交流中不可缺少的重要环节，病历的准确、全面不仅体现了医师的专业素养，同时也是患者病情发生、发展、治疗过程的重要记录。

2. 病历可以帮助经治医师及后续治疗的医师记忆、了解和把握患者的病情以及治疗的过程和效果。

3. 在全世界范围内，病历都被视为严肃的正式文件，具有重要的法律意义。

4. 病历可以说明医师是否进行了正确、合理的诊疗，同时也使患者了解是否得到了正确、合理的诊疗，对于医患双方都具有保护作用。

二、口腔门诊病历书写规范

病历必须精准地反映患者的患病及整个诊疗情况，包括患者的主诉和现病史，口腔医师的临床检查和诊断结果、相应的治疗计划，患者对治疗方案的最终选择，治疗的详细经过、预后以及实际结果等。

规范的口腔门诊病历应包括以下内容：

1. **病历首页** 记载患者的姓名、性别、出生日期、详细通讯地址、联络电话，其他联系人的姓名、地址、电话号码，患者的 X 线片号、病理切片号、药物过敏史，相关临床医师的姓名和联系方法等。如果患者有全身系统性疾病，也应在病历首页予以显著标注。

2. **主诉** 用通俗的语言简单描述患者此次就诊口腔疾病发生的部位、主要症状及发病的时间（或病程日期）。有些主诉可不包含症状或发病时间（如患者要求修复缺失牙或拔除残留牙根等）。复诊的主诉主要记录患者对初诊主诉患牙或疾病治疗后的自觉症状。

3. **现病史** 记录患者此次口腔疾病病史的发生、发展，曾经进行治疗的过程及目前的情况。应该按疾病发生发展的时间顺序书写，内容包括此次疾病的发病情况、主要症状及伴随症状，疾病的发展变化情况，发病以后的诊疗经过和结果以及与鉴别诊断密切相关的阴性或阳性资料等。

4. 既往史 记录患者过去的健康和疾病情况。内容包括过往身体健康状况、患病史、手术外伤史、输血史和药物过敏史等。

5. 家族史 记录患者直系亲属中罹患肿瘤、糖尿病、心脑血管疾病、结核病、先天畸形等传染性或遗传性疾病等情况。

6. 口腔临床检查结果 详细准确记录患者主诉牙齿或疾病所有相关临床检查结果，包括颌面部检查结果、口腔内软硬组织检查结果、牙列检查结果、牙周状况、咬合关系等，对于与鉴别诊断密切相关的阴性检查结果也要予以记录。比如患者主诉牙齿疼痛，要记录患者：①主诉牙的牙位、龋坏牙面、龋蚀度数、探诊、叩诊及松动度；②X 线检查结果，正确描述牙齿龋坏的程度，与牙髓的关系，根吸收、根尖周、根分歧等情况；③牙髓活力检测结果；④记录患者的牙周情况；⑤记录怀疑有病变的非主诉牙牙位、龋坏牙面及其他异常情况等。

7. 临床诊断 临床诊断包括主诉疾病的诊断和其他口腔疾病的诊断。诊断要依据充分，诊断名称正确。对于诊断暂时不明确的应记录"印象"或"待查"。对于特殊疑难病例难以做出诊断，应及时转诊或请专家会诊并进行详细记录。

8. 临床处置 主要包括三方面内容：

（1）治疗设计方案。

（2）临床治疗过程

1）详细记录临床治疗过程，包括使用局麻药物的种类和剂量、治疗使用的材料和方法、操作过程中的临床所见（如根管治疗需记录治疗牙齿的根管数目、部位、长度、牙髓状态及冠髓情况等）。

2）对于疑难病的治疗，需要时应及时请专科医师会诊并详细记录，必要时转诊至专科医师或口腔医院进行后续治疗。

3）主诉牙预约或阶段治疗结束后要记录复诊日期。

4）记录术后注意事项及与患者讨论的相关内容。

（3）临床用药情况：详细记录术后用药名称、剂量、用法等。

9. 口腔医师签字　主治医师签字后最好再加注椅旁口腔治疗护士的姓名，如医师签名 / 护士姓名。有利日后需要核对或追忆某些信息时，可以准确找到当事人。

三、正确修改病历

如果病历记录在书写或打印时出现错误，绝对不能使用涂改液或用墨水覆盖，更不能撕除记录。正确的方法是用签字笔以单横线将错误的部分划掉，然后再添加更正后的内容，标注修改的日期和时间，修改人签名。总之要注意保持原书写记录清晰可辨。

病历书写后，如发现遗漏，也禁止在原处修改，而应在病历的篇尾处补记并予以说明。

四、病历的保存与保存期限

因为病历是一种法律文件，可以作为非常重要的证据，故应认真妥善保管。口腔病历资料属于医师和诊所，是保密文件。患者有权利获得自己的病历资料，但要提出正式的书面申请。另外要注意：患者或其授权的人可以要求获得病历资料的复印件，但在任何情况下都不要将病历的原始记录或原始 X 线片交给患者或其他第三方，除非在庭审作证时。

一般情况下，病历资料要保存至少 10 年，即患者上次就诊在10 年以前，如果需要才可以考虑将其病历作废销毁。病历的销毁要安全、妥善、彻底，最好请专业文件销毁公司协助处理。

五、病历书写的常见问题

1. **重视程度**　口腔医师有时候因为临床工作繁忙，加之认为口腔临床治疗主要偏重操作，导致对病历书写不够重视，甚至有根本不写病历的情况。

2. **规范性**　在书写病历时，对检查过程的描述、诊断名词的使用、治疗计划的设计和临床操作的记录等方面不够严谨和规范。

3. **完整性**　病历太过简单、粗糙，不够详细完整是口腔医师的普遍问题。常常疏忽了对患者病情的分析，缺乏临床思辨，病历书写过于模板化。病历应当是口腔医师体现其整理临床思辨过程的真实记录。

4. **注重患者的知情同意**　病历的书写要注意患者对于诊疗过程中的知情同意情况的记录和描述。

5. **注意一些阴性检查结果的记录**　口腔医师在书写病历时，常常误以为只需要记录阳性的检查结果。但口腔医学具有其特殊性，很多组织结构是相互关联、相互影响的。对于成年患者，口腔肿瘤的检测结果以及颞下颌关节的检查结果，即使是阴性也要在病历中予以记录。

6. **注意一些医患沟通内容的记录**　口腔医师在书写病历时，经常忽略与患者沟通交流情况的记录。如果患者有抱怨投诉情形，以及诊所和医师采取的相应措施，也应在病历中详细记录。

第三节 ｜ 重视患者的知情同意权

患者的知情权是指患者有知悉自己的病情、治疗措施、医疗风险、诊所和医师的基本情况、医师技术水平、医疗费用、有关医疗信息等问题的权利。患者的同意权是指即将接受临床检查及治疗的患者，有知悉自己病情、检查手段、治疗措施、医疗风险并进行自主选择，表示同意或拒绝的权利。知情同意权使患者在了解自己将面临的风险、付出的代价和可能取得的收益的基础上自由进行选择。医患关系中的知情权和同意权是不可分割的，知情权是同意权的前提和基础，只有充分保障患者知情权，患者才能做出真正有效的符合自身利益的同意选择。患者的知情同意权在法律层面，主要通过知情同意书的签署予以确认和体现。

一、患者知情同意书的重要性

1. 它是医师在患者身体上实施治疗操作，患者同意承担治疗风险的根据，是医患双方权利和义务在医疗过程中的具体表现形式。

2. 它是维护患者的利益，改变患者在医患关系中相对弱势地位的有效措施。

3. 患者治疗前签署的治疗知情同意书是一旦发生医患纠纷时，能够对医师起到保护作用的重要文件之一。

4. 它可以督促医师与患者的沟通交流，是语言沟通的加强和补充。

5. 它体现了患者对自己病情、治疗方案及并发症等相关风险的了解程度。

6. 它让患者了解自身疾病的完整情况及不进行治疗的可能后果，坚定寻求治疗的决心和信心。

二、知情同意书包含的内容

1. 患者的病情和临床诊断。

2. 拟实施的治疗方案。

3. 治疗方案的预期结果。

4. 治疗方案潜在的风险和并发症。

5. 可供选择的其他替代治疗方案及优缺点。

6. 治疗成功的可能性。

7. 是否需要后续治疗以及因此可能产生的问题。

8. 拒绝治疗的可能后果。

总之，知情同意书要完整、详细，文字叙述简洁、易懂。另外要注意不仅要包括治疗本身存在的风险，还要强调选择不治疗的危险性。

第四节 ｜ 防范患者不当治疗投诉的具体方法

本节以常见的口腔临床操作——根管治疗为例，详细介绍防范口腔不当治疗的具体方法：

1. 治疗开始前

（1）完整记录支持患者某一颗牙齿"需要进行牙髓治疗"这一诊断的所有临床检查结果，并和相关的影像学检查等资料一起妥善保存在病历中。对于在相同区间，有可能有多于一颗患牙的情况，一般先对症状较重的牙齿进行治疗。但在治疗前，应向患者说明目前情况，并强调这颗牙齿治疗结束后，另外一颗有问题的牙齿的症状有可能凸显，需要进一步治疗。否则患者可能会误以为上次的治疗失败，或者口腔医师治错了牙齿而引发医患矛盾。

再次确认患者的身体健康情况、药物过敏情况以及是否正在使用其他药物，并根据情况决定患者是否需要在治疗前服用抗生素。如果患者有乳胶过敏等情况，治疗前要对常规使用的手套、橡皮障等予以更换。

（2）治疗前如果发现患牙情况特殊复杂，如有牙根过于弯曲，或根管有明显钙化等情况，超出自己的业务能力范围，应予以转诊。

（3）通过口头解释说明、提供学习材料、借助图片模型等方法，向患者介绍有关根管治疗的知识和信息，帮助其了解治疗的原因、过程、预后、可能的并发症和不良结果以及相应的后续治疗等。此外，还要告知患者治疗前后的注意事项以及发生什么情况时需要及时通知医师。

（4）患者知情同意书要完整、详细，除包含进行根管治疗的原因、治疗的大致过程、治疗后的预期结果等内容外，还要包含其他替代治疗方案，如不予治疗、拔除患牙等，以及治疗后的注意事项等内容。同意书要实事求是地向患者介绍根管治疗和其他替代方案的优缺点，比如拔除患牙会不同程度影响咀嚼功能和今后牙列的稳定；而根管治疗可以帮助保留患牙，但治疗费用较高、治疗时间较长且有一定的失败率。

知情同意书要字迹清楚，文字叙述准确易懂。患者签字前要求患者完整阅读，并耐心细致回答他们的所有问题。患者签字完毕，再由医师和第三方证人（一般是诊所工作人员）签字后保存在患者的病历中。

2. 治疗过程中

（1）再三确认治疗的牙齿，不要发生治错牙的情况。

（2）治疗过程中操作应规范，使用正规合格的器械和材料。

（3）根管治疗操作过程中注意使用橡皮障。橡皮障可以有效防止器械、刺激性液体、牙齿或充填物碎片等脱落掉入咽喉，引起呼吸道或消化道异物的发生。同时，可以减少细菌感染的可能以及提供视野清楚、整洁干燥的治疗区。

（4）控制治疗时间，防止患者因为张口时间过长，而引起颞下颌关节问题，以及因为坐在牙椅上时间过长引起头颈和背部问题。可以不时暂停治疗，让患者闭口休息或活动关节。如果根管情况复杂，可以考虑分次完成治疗。

（5）如果治疗中发生意外，如器械在根管中发生分离情况，应立刻尝试予以取出，但不要因此而花费太长时间。如尝试不成功，则应如实向患者说明情况，并将患者转诊到口腔医院处理。

3. 治疗完成后

（1）医师或护士向患者交待术后注意事项、可能发生的不适症状或并发症，并给患者一份详细的书面术后须知。

（2）根据情况给予抗生素和止痛药。

（3）告知患者复查的必要性及后续治疗，并预约复查时间。

（4）在病历中详细记录治疗过程以及患者治疗后的反应。

（5）如果根管治疗后发现有治疗结果不佳的情况，如根管有超充情况发生，应如实向患者解释说明，并告知可能发生的症状和解决方法，并在病历中予以记录。

（6）如果治疗后患者有特殊情况及不适发生，如根管超充发生在邻近神经管部位，患者有麻木症状等，应及时转诊到专科医院处理。

根管治疗知情同意书

（仅供参考）

本人_____被告知患牙（具体的牙位）需要实施根管治疗。

本人清楚了解对该牙齿施行根管治疗，是因为牙齿的牙髓组织发生感染或坏死，其目的是为了试图保留牙齿而免于被拔除。但根管治疗并不是一种十分精准的治疗方法，且由于每个人牙齿的条件不同（如牙根弯曲、根管钙化等），无法保证治疗结果完全成功。本人明白根管治疗有可能失败，如果有这种情况发生则需要进行进一步的治疗，包括根管再治疗、根尖手术甚至需要拔除该牙齿。本人愿意承担这些后果，并负责后续治疗的相关费用。

本人还被告知根管治疗可以成功控制牙髓感染，但不会防止以后该牙齿发生龋坏、牙齿折断等情况。根管治疗后还需要及时对该牙齿进行局部充填、全冠或部分冠的修复等后续治疗，否则根管治疗的失败率或该牙齿发生折断的可能性会明显升高。

本人明白在根管治疗过程中有可能发生以下情况，甚至有些意外情况并不包括其中，尽管这些意外情况发生的概率非常小：

1. 操作器械在根管中意外分离折断。

2. 发生根管壁穿透。

3. 根管充填时可能发生欠充或超充情况。

4. 术后可能发生感染，需要进一步治疗或使用抗生素。

5. 牙齿的牙冠或牙根部分发生折断，需要拔除牙齿。

6. 术后可能有疼痛、肿胀等不适。

7. 可能会发生颊部、下唇、舌头、牙齿、牙龈等部位暂时或永久性感觉异常等。

8. 发生对局麻药物或治疗中使用的药品等的变态反应。

本人还被告知除了根管治疗外，还可以选择以下替代方法进行治疗：

1. **不进行任何治疗** 今后会有牙齿及局部组织的疼痛、肿胀等炎症反应，或目前存在的症状会持续或进一步加重，甚至有发生颌面部间隙感染等严重后果的可能。

2. **拔除患牙** 以后需要进行可摘义齿、固定义齿或种植牙等治疗，以修复拔除后缺失的牙齿，否则有可能影响美观、功能甚至全口牙列的稳定。

本人对此治疗已有所了解，主治医师也已对本人提出的疑问和问题给予了满意的回答。本人同意对该牙齿进行根管治疗。

患者签名：_____   日期：_____

主治医师签名：_____   证人签名：_____

第七章

医患关系可能带来的风险及应对

　　在诊所的营运过程中，除了因为患者本身的身体健康状况可能带来的意外和风险，还有一些风险和挑战是来自医患关系或医护（诊所员工）关系。随着我国法制的不断完善健全，人们自我保护意识的不断提高，可以预见在不久的将来，因为各种各样原因引起医疗诉讼的情况会越来越多。

　　作为口腔医师，每天要和很多患者、患者家属打交道。人是最复杂、最特殊、最难以捉摸的，很多时候尽管我们工作小心翼翼、尽心尽力，却不可能得到所有患者或家属的理解，让他们满意。另外，大多数口腔患者来诊所就诊是带着问题来的，口腔疾病伴随的肿胀疼痛会严重影响患者的饮食和睡眠，进而影响他们的精神和情绪，导致其非常容易被激惹。如果在工作中稍微不注意，很容易产生医患矛盾和冲突。

　　近些年来，医疗行业医患矛盾突出、医疗纠纷频发，医患之间的矛盾和冲突已经成为我国不可忽视的社会问题之一。据中国医师协会2004年《医患关系调研报告》显示，医院平均每年发生医疗纠纷达66起，发生患者打砸医院事件5.42起，打伤医师5人。单起医疗纠纷最高赔付额达300万元，平均每起赔付额为10.81万元。令人担忧的是，医患关系的紧张度正逐年增加，医患矛盾有进一步激化的趋势。

　　随着越来越多的口腔医师选择自主开业，加入民营口腔医疗机构，自营的私人口腔诊所逐渐成为中国口腔医疗队伍中的一支"生力军"。但个别口腔医师为追求经济利益，对患者过度诊断、过度治疗的新闻报道不时见诸报纸电视。在临床工作中故意夸大自己的业务能力和治疗效果，欺骗误导患者的事例也屡见不鲜。这些问题都被广大群众所诟病，严重破坏了整个口腔民营机构的群众观感和社会形象。

　　在市场经济的大潮中，如何保持良好的医德医风，坚持以患者为中心，患者利益至上的基本原则，坚守白衣天使救死扶伤、治病救人的崇高职业道德，是摆在全体口腔人面前的现实问题和严峻挑战。而建立起良好和谐的医患关系是民营口腔诊所运营成功的关键。

第一节 | 良好的医德医风是构建和谐医患关系的基础

口腔诊所中的医患关系是指口腔医师及口腔诊所的所有工作人员与患者（患者家属）为了解决其口腔疾病这一共同目标，而建立起来的一种特殊的人际关系。良好的医患关系是保证高水准医疗服务质量的基础，而良好的医患关系必须建立在医方（口腔医师、诊所工作人员）与患方（患者、家属及与患者有关联的人员）真诚相待、互相信任的基础上。和谐的医患关系就是要树立朋友式的医患关系、亲人般的全面关怀。我国法制建设正在不断稳步发展和完善，法律规范也逐渐成为维持良好医患关系的制约手段之一。但它是一种被动行为，而增强医师道德意识、加强职业道德修养、提高职业道德水平则是主动行为，是构建这一理想和谐关系的基础和根本。

医德是作为医师这一职业必须具备的基本职业道德，是职业生活的行为规范，是信念、价值观和情感在职业生活中的倾注。医风是作为医师这一职业所必须具备的职业风范，口腔医师在职业生涯中要建立自己可被信赖的形象，真诚与人交往并保持理性的品质。这种真诚、可被信赖不是装出来的，而是医师长期自身修养和道德熏陶的一种自然流露。

加强自身医德修养是一种自觉行为，其一般规律是从不知到有知，从知之到行之，从他律到自律的过程。作为口腔医师，要重视良好医德医风的重要性，自觉自愿地提高自己的医德修养。在诊所的营运过程中，以医德规范认真指导和检验自身的言行，尽快实现从他律到自律的转化。加强自身医德修养，提高和完善自己的医德人格，对临床工作和个人事业的开展都是大有益处的。

通过强化医德医风，树立全心全意为人民服务的意识，尊重患者的各项权利（包括隐私权、选择权、知情权、查询权等），相互之间发展出一种良性互动关系，使得彼此关系融洽和谐。作为口腔医师，可以从中得到一种事业成长发展的成就感，和为大众解决口腔疾病的满足感。而这种成就感和满足感又使得医师更加热爱自己的职业，愿意为此付出更多，从而完成加强自身医德修养的一般规律，即从不知到有知、从知之到行之、从他律到自律的过程。

口腔诊所的顾客群有其特殊性，诊所的服务对象一般都是诊所附近的居民和机关单位的工作人员，顾客群相对固定，因此留住"回头客"是诊所成功发展的关键。那种急功近利、"杀鸡取卵"式的试图在短期内取得最大经济效益的想法和做法是完全错误的，对诊所的长期健康营运是有害的。俗话说将心比心，如果能够真正把患者的利益放在第一位，急患者所急，想患者所想，患者也会予以真诚回报，从而建立起平等合作，互相理解、信任、尊重的关系。这种和谐融洽的医患关系对于调动患者的积极性，使他们更好地配合治疗并提高诊疗效果也是十分有利的。

第二节 | 良好的医患沟通是构建和谐医患关系的前提

医患沟通是医患双方为了治疗患者的疾病，满足患者的健康需求，在诊治疾病过程中进行的一种交流。医患之间的沟通不同于一般的人际沟通，这种沟通应该是平等的、双向的和持续的。医患沟通是无处不在的，它持续在诊疗的整个过程。

患者就诊时，特别渴望医护人员的关爱、照顾，因而对医护人员的语言、表情、动作姿态、行为方式更为关注和敏感。这就要求医护人员必须以心换心，以情换真，站在患者的立场上思考和处理问题。

良好的沟通方式不仅体现了医护人员较高的人文素养、知识品德和全心全意、救死扶伤的崇高理念，而且还展示了他们真诚的态度、优雅的举止和文明的谈吐。目前口腔医疗市场竞争越来越激烈，切记不能通过诋毁贬低同行的方法去争取患者。在与患者交谈时，不要对其他医师的诊疗方式和治疗结果发表任何负面的评论，这不仅违反医师的职业道德，也会让患者对医师的素质和水平产生怀疑。

我们生活在一个复杂多变、竞争激烈的社会，每天为生活、家庭、事业奔波操劳，每个人都会有高兴或悲伤的时候，也会有人生的低潮期和高潮期。如何与不同的人在不同的时段进行良好的沟通，尤其是有各种身心健康问题的患者，既是一门艺术，更是一门学问。

口腔疾病诊疗过程中的医患沟通，主要是口腔医师和诊所工作人员与患者及其家属针对包括患者所患口腔疾病的诊断情况、主要治疗手段和方案、重要检查的目的及结果、某些治疗可能引起的严重后果、治疗过程中使用药物可能发生的不良反应、治疗的方式及其可能的并发症和防范措施、治疗费用等内容进行经常性的相互沟通。

医护人员要用深入浅出、通俗易懂的语言，向患者（患者家属）解释与口腔疾病及治疗相关的问题。在沟通过程中要特别注意多倾听患者/家属的问题和意见，留意对方的情绪状态及对沟通的感受，关注对方对病情的认知程度和对交流的期望程度，并根据患者的性别、年龄、受教育程度等选择不同的交流方式，并且随时留意自身的情绪反应，学会自我控制。

一、加强医患沟通的意义

1. **医患沟通有利于医师了解和诊断病情**　作为口腔医师，详细的身体健康问询是获得关于患者身体健康状况准确信息的最直接、简单、有效的方法。而询问病史无疑是一种医患之间双向沟通交流的过程。医师通过这个过程，可以了解到疾病详细准确的信息。

口腔医师在临床上要非常重视这一环节，以便从中收集到对诊断疾病有意义、有价值的线索，为进一步检查及最终明确诊断打下良好的基础。在此，沟通的广度和深度与问诊的质量及后续诊断的准确性密切相关。若医患沟通不畅、医师询问方法不当或医师听取患者讲述病史不仔细、不认真，则难以收集到完整、准确的病史资料，这些都会对最终的诊断和治疗产生不良的影响。

2. **医患沟通有利于维护患者的权利**　知情同意权是患者拥有的在疾病诊断治疗过程中的一项重要权利，包括患者对自身疾病的认知权和自主决定权。患者有权在对自身疾病充分认识、了解的基础上对诊疗措施作出同意与否的选择决定。

知情同意的过程也是一个医患交流沟通的过程。通过这个过程，医师可以了解患者还存在哪些问题和困惑；患者也需要通过与医师的交流沟通，了解疾病的诊断治疗情况，比如还需做的检查、需要使用的药物、治疗的风险和意外、影响病情转归的因素、诊疗费用等信息。然后患者结合自己的工作因素、家庭经济条件、医疗保险等方面的情况，综合考虑后做出符合自己最大利益的选择。

3. 医患沟通有利于培养关爱患者的意识　当今的生物医学模式正在逐步向生物 - 心理 - 社会医学模式转变，它要求一种综合的诊断与治疗。医学的最大价值首先不是治愈疾病，而是关怀和帮助患者。

正确对患者进行诊治，必须首先深入了解患者各方面的状况，因人而异地使用不同的治疗方法。医师不仅要知道如何解决患者的病痛，还应了解患者的心理状况、生活习惯、行为方式、生活工作环境、人际交往等方面的情况，因为很多疾病是由于患者对社会适应不良，导致精神持续紧张、心理长期压抑；或不良的行为方式、不健康的生活习惯等原因造成的。因此医师不仅要有精湛的医术，还要关心患者，善于与患者沟通。加强医患沟通是为患者提供高质量医疗工作的需要，是关爱患者的体现，也是为患者提供整体良好医疗服务的重要方面。

4. 医患沟通有利于医患关系良好发展　相对于患者，医护人员在医疗活动中占据主导地位。因此医方应主动真诚地与患方沟通，以使患者能理性地认识医疗活动，加深医患双方的理解、尊重和信任，消除不必要的误解，更好地建立起和谐融洽的医患关系。

5. 医患沟通有利于提高医务人员的素质　注重沟通、增强沟通意识和沟通技巧、提高沟通能力、做好与患者的交流沟通工作，是医师良好职业素质的基本体现。在临床诊疗工作中，很多时候需要医师在复杂的疾病治疗中分清主次，抓住关键要害，具有较强的对比择优、分析判断问题和果断处理问题的能力。因此医师不但要决定做什么，而且还要说服患者，向患者讲明这样做的道理，取得他们的认同，帮助、教育他们理解、接受并配合相关的诊疗。只有患者被真正说服了，认识到决策的合理性、正确性和可行性，才能主动、全力以赴配合治疗，高效地实现医疗目标而达到满意的治疗效果。

6. 医患沟通有利于诊所健康发展　患者是诊所赖以生存发展的基础。随着口腔医师多点执业的普遍开展和民营口腔诊所的大批涌现，口腔患者有了更多的选择权和选择面。患者不仅可以更自由地选择自己中意的口腔诊所，而且可以选择自己喜爱、信任的口腔医师，以及医师提供的最符合自己各方面意愿的治疗方案。在这种情况下，诊所的发展就要靠努力建立良好的医患关系，并努力提高医疗质量和服务水平，以扩大在周围社区和周边地区的信任度和知名度，从而在社会人群中树立良好的形象和口碑。

良好的社会信誉度和知名度是留住老客户，吸引新患者的重要原因。口腔医务人员在通过良好的医疗技术和服务态度为患者进行有效治疗的同时，良好的医患沟通还可以帮助医务人员与患者在相互信任和真诚相待的基础上建立起友谊，使其与诊所能够保持比较长期的联系，成为具有高忠诚度的患者。

所谓具有忠诚度的患者是指患者已经建立了对特定医师或该医师所在的医疗机构高度信任、完全配合的关系，一旦自己、家人或朋友有任何口腔治疗方面的需要，就会毫不犹豫地给予推荐。这种推荐要比任何广告有效得多，这些由他们推荐的新患者很大可能会成为新的忠诚患者，是诊所发展的重要动力。

二、医患沟通的基本技巧

1. 沟通的态度　医患沟通过程中，医方的态度也是总体服务态度的重要组成部分，态度的好坏充分体现了医务人员的人文素质和道德情操。体现良好沟通态度的关键之一是医护人员情感适时、恰当地输出。情感是相互的，有回报的。同样，态度的好与坏也有相应的回报。真诚、平等、尊重的态度是与患者建立良好沟通必须具备的条件。

2. 谈话的艺术　由于医学知识有限以及有求于医护人员帮助解除病痛，患者在就医过程中各方面往往处于弱势。因此医护人员与患者进行交谈时应充分运用谈话的艺术，讲究方式与方法，做到善解人意，体谅同情患者的境遇，充分尊重患者的隐私权和知情权，根据不同患者的具体情况，用个性化的谈话方式和交谈内容进行沟通交流。

在交谈过程中，使用亲切平和、平易近人的语言，诚恳的态度，准确的表述，并始终充满对患者的关爱、理解和体恤。注意要少使用医学术语，充分运用生活中丰富、生动、通俗易懂的语言来表述疾病治疗中的相关问题，以提高交流的质量，达到良好的沟通目的。让患者对自身疾病有更加清楚正确的认识，对治疗效果不产生过度盲目的期许，但也不消极面对自己的病情。

3. 学会倾听　诊所的医护人员要善于倾听，这是获取患者相关信息的主要来源。倾听时要全身心地投入，不要无故打断患者的叙述，并在适当的时候给予患者恰当的反馈信息，鼓励和引导沟通顺利进行。

国外研究资料显示，患者陈述病情时，平均 12～18 秒就会被医师打断，其中约 54% 的患者陈述主诉时被打断。另外一份资料发现，82% 患者的疾病可以通过完整的倾听得到正确的诊断，这说明医师学会倾听是多么重要。

医患沟通时的倾听不是单向的。医师在倾听的同时，患者也在观察医师的反应，也在倾听医师的谈话，对医师进行判断。患者在心中评判这个医师是不是值得充分信赖，要不要把自己的隐情、隐私等敏感事情讲出来。患者只有在感觉自己被尊重，并充分信任医师的情况下，才会毫无顾虑地倾诉自己的病痛。而这种倾诉也是一种负面情绪的转移和宣泄，其本身就具有一定的心理和生理治疗意义。

4. 肢体语言和表情艺术 医患沟通时，医务人员的肢体语言是配合言谈进行的。肢体语言包括面部表情、眼神、手势、姿势，是内心真实活动的自然流露。这些肢体表现都含有特定的涵义，任何微小的体态变化都会对患者产生微妙的情绪影响。把握好沟通时肢体语言的分寸，自然而不失庄重，严谨又充满温情，愉悦但不夸张，恰到好处地传达医务人员需要交流的信息内容和丰富的人文精神，同时注意患者的接受心理和审美感受，使交谈更有感染力，使医患沟通更有成效。

一个好的医师不但会看病，还会看人。总而言之，医患之间的沟通在临床工作中显示了十分重要的作用。同时，沟通又是一门艺术，我们在工作中要用心去体会患者的需求，用真诚去感染对方，用渊博的医学知识和熟练的技术使患者产生安全感。如何用高超的语言驾驭能力在医患交流中化解矛盾，营造和谐，锻炼出出色的沟通技巧，从而避免不必要的医患矛盾和纠纷，是我们在整个职业生涯中需要不断学习和探索的。

三、医患沟通的心理学技巧

医患沟通其实更多的是心灵之间的沟通。在医患沟通过程中，如果医护人员能够学会并掌握一定的心理学技巧，就会起到事半功倍的作用。

1. 与患者交流沟通时要养成文字记录的习惯。在和患者交流过程中，为了表示对患者意见的重视，医务人员在注意倾听的同时，要养成做记录的习惯。要边听边记，对患者强调的问题要反复询问，详细记录。这样做会让患者感到自己受到了尊重，让患者相信自己的意见一定会得到重视。除了记录与患者疾病诊断治疗相关的重要信息外，还可以记录一些在交流沟通过程中了解到的有关患者的其他信息，比如患者透露自己的个人爱好或者自己喜欢的体育项目和球队等，可以将这些内容记录下来并单独作为一部分保留在患者的病历中。以后和患者交谈前，可以提前复习以前记录的内容。在和患者谈话过程中，可以在适当的时候将其中一些事情不经意地说出来。可以想象患者一定非常感念医师对自己的重视，并且叹服医师的记忆力和良苦用心，医患之间的距离一下子就拉近了。

2. 要善于寻找并强调双方的共同点。一般来讲，人们在交谈中，如果能迅速找到双方的共同点，就会很快增加亲近感，拉近彼此的距离，这是所有人的共同心理感受。医护人员在和患者沟通中要善于通过老家、个人爱好、父母、孩子、生活习惯、工作等，努力寻找并强化双方的共同点，这样就会使患者不自觉地产生一种老朋友、老相识的感觉，迅速增强彼此的好感和信任。

3. 要学会创造机会接近患者，缩短医患之间的心理距离。心理学家根据彼此之间关系的密切程度把人与人之间的身体距离分为3 种：恋人之间的距离在 45cm 之内，朋友距离是 0.5～1.5m，陌生人之间往往保持 1.5m 以上的距离。据此，如果在和患者交流过程中，试图巧妙地"闯入"对方朋友的距离区间，可能会使彼此之间的关系迅速升温，像朋友一样沟通交流，起到不一样的效果。

4. 沟通过程中常用"我们"一词，加强医患双方的同伴意识。

很多医务人员在和患者交流过程中，往往不自觉地把患者放在自己的对立面，常常使用"你应该如何""你不要怎样"等语句，这样的沟通方式会使得彼此的距离越来越远。正确的方法应该是少使用"你"，多使用"我们"，这样会缩短医患之间的心理距离，让患者产生亲切感和认同感，从而更容易接纳医师的建议和指导。

5. 要学会观察细节，通过细微动作，表达对患者的关心。在医患接触过程中，患者不仅需要医务人员的医疗帮助，而且希望体验医务人员对自己关心和呵护。在面对患者时，口腔诊所的医护人员要学会观察细节，并通过细微动作让对方感受到关心和爱护。比如看到患儿或患者的孩子嘴角残留没有擦干净的食物，主动递来几张餐巾纸或亲自帮小孩擦拭；或看到对方衣服上粘有异物，主动帮助拿掉或擦去等。但这些细微动作一定要掌握分寸，尤其当患者是年纪相仿的异性时。

6. 沟通中要善于利用目光语言。眼神交流可以作为语言交流和沟通的补充。眼睛是心灵的窗口，眼神交流也是一种有效的沟通方式。诚恳亲切的目光同样可以达到沟通的目的，使患者感到亲切和温暖。

7. 小的礼物不仅只能俘获小朋友的心。我们经常见到一些诊所在儿童患者完成口腔治疗后，医师、护士会奖励他们一个氢气球或者一个小玩具，让孩子忘记了刚才治疗时的紧张和不适从而破涕为笑。其实成年患者也是如此，如果在成年患者结束治疗后，送给他们装有牙刷、牙膏、牙线的口腔保健礼包，表达对患者的感谢，也用这种方法提醒他们：治疗牙病的工作虽然结束了，但以后的日常口腔保健更为重要。可以想象，当患者心情愉悦地走出诊所时，他们对诊所的好感和对医护人员的感激一定是加倍的。

8. 通过平时和患者的交谈沟通，了解到患者或家庭成员近期有过生日或升学婚嫁等喜事，提前以诊所全体员工的名义寄去一张贺卡。这张小小的贺卡可能要比任何其他联络感情的方法更简单而有效。

良好的医患沟通不仅需要通过规章制度来保证，更重要的是医务人员要善于学习、揣摩并掌握一定的心理学技巧。只有这样，才能使医患沟通达到良好的效果，使医患关系更加紧密而融洽，从而发展出越来越多的对诊所和医师具有高忠诚度的患者。

四、医患沟通应把握的基本原则

1. 平等和尊重原则 诊所的工作人员必须以平等的态度对待患者。所谓平等有两方面的含义：一是医患双方是平等的，没有高低贵贱之分；二是平等对待所有的患者，在医务人员眼中所有患者都是平等的，而不会因为地位、财富、相貌等的不同而不同，不能有亲有疏。尊重就是尊重患者的人格，尊重患者的隐私，尊重患者的情感，尊重患者的权利。只有尊重患者才会获得患者的尊重，在彼此尊重的基础上，双方才能进行平等友好的交流和沟通。

2. 真诚和换位原则 真诚是医患沟通得以延续和深化的保证。只有抱着真诚的态度，在医患沟通过程中才能使患者放心，才能使患者有足够的安全感，才能使患者愿意推心置腹地交换意见，才能使患者说出真心话。同时，医务人员要多进行换位思考，站在患者的角度考虑问题，这样才能做到有的放矢，才能知道患者在想什么，才能了解他们需要什么。只有这样，医患沟通才能真正达到应有的效果和目的。

3. 依法和守德原则 在与患者沟通时，诊所工作人员要严格遵守法律法规，切实恪守医疗道德。法律和道德是医患沟通的基础，医务人员只有自身严格依法守德，才能赢得患者的尊重和信任，才能使自己在沟通中处于主导地位。

4. 适度和距离原则 身体语言和目光语言是沟通交流的其他形式，运用身体和目光语言要适度，符合场合，切忌感情冲动，动作夸张。双方沟通时，彼此的距离要适当，可根据患者的年龄、性别因人而异地选择合适的沟通距离。如与老年、儿童患者沟通时距离可适当靠近些，以示尊重和亲密；而对同龄，尤其是异性患者则不宜太近，以免让患者感到不舒服或产生误解。

5. 克制和沉默原则 不要忽视医护人员的态度和举止，在患者眼里这些可能都会有特定的含义，如：患者可能会把医务人员的轻松微笑，理解成自己的口腔疾病没有多大问题或病情有好转的信息；也可能会把口腔医师进治疗室时表情比较严肃沉重，理解为自己病情比较严重或恶化。因此，医务人员必须时刻注意把握好自己的情绪，避免因不恰当的情感流露而传递给患者错误的信息。

在沟通遇到困难时，也要注意克制自己，用冷处理的方法避免矛盾进一步激化。沉默是金，沉默也是一种克制。在医患沟通时运用好沉默也是非常重要的，特别是当患者或家属情绪激动时，以温和的态度保持沉默，可以让患者或家属有一个调整情绪和整理思绪的时间。但沉默时间不宜过长，以免陷入僵持而使交流中断以致无法继续。

6. 留有余地和区分对象的原则 医护人员在和患者沟通需要涉及患者的病情时，讲话一定要有分寸，要留有余地。任何事情都不能说得太满、太绝对，不要向患者做出任何不切实际的承诺，尤其在治疗结果方面。否则，一旦发生意外，由于患者及家属没有思想准备，很容易引起矛盾和纠纷。

诊所工作人员在沟通交流时，对沟通的对象要有基本的了解和判断，针对不同患者和不同的接受程度，使用不同的语气和方法。有的可以适当督促批评，有的则应以表扬鼓励为主。对个别缺乏就医道德的患者或家属，则必须有足够的防范意识和准备，在临床治疗过程中既要认真治疗，又要严格规章程序，以防对方钻空子，故意找碴闹事。

五、语言沟通需要注意的问题

1. 要注意沟通的时机，并安排充分的时间。例如在向患者介绍口腔患病情况和治疗计划时，要在口腔检查完成后尽快进行，并给予患者足够的时间考虑和提出问题。

2. 要注意沟通的环境。对一些可能涉及患者特殊的病情或隐私的谈话，要特别注意沟通环境的隐秘性，要尽量避免其他不相关人员进出。另外，电话也最好调至静音，防止沟通过程中有电话干扰。

3. 要注意沟通的方式。诊所工作人员在语言沟通过程中要表现自信和自如，用平等谈心的方式进行。在沟通时要注意身体的姿势，避免身体后仰或跷二郎腿，给人盛气凌人的感觉。在口腔诊所尤其要注意，避免在患者平躺在牙椅时与其交代治疗计划或谈论治疗费用方面的问题。

4. 要注意患者的反应，及时给予反馈或调整。要避免医患双方对诊疗风险的认知存在差异，忽略对患者情绪的把握，导致一些不必要的误解。

5. 要注意实事求是。避免随意评价其他医师或其他诊所的诊疗工作。

6. 要注意避免泄露患者的隐私。尤其是在电话沟通时，要注意核实对方的身份，避免泄露患者个人或疾病信息给不相干的人。

六、书面沟通需要注意的问题

随着全民文化素质的提高，除了口头沟通交流外，书面沟通也已经成为口腔诊所临床医患沟通的重要手段。

1. 要避免形式化。书面沟通是与患者进行深层次的交流，而不是简单地让患者或家属签字。

2. 书面沟通文字要简单易懂，表述要清楚严谨，避免过多使用生疏死板的专业名词或术语。

3. 在与患者的书信、微信、电子邮件的往来过程中要注意友好、耐心、尊重。另外，要注意核实其身份，防止患者的信息被泄露或被诈骗。

4. 不要以为书面沟通可以完成所有的沟通活动，书面沟通永远要配合口头的语言沟通，两者相互结合、相互补充。

综上所述，医师取得患者的信任是最重要的，在沟通时要注意着重谈大的方向，把控治疗过程中的关键节点，不要死抠细节。同时，要和患者强调在治疗过程中可能会发现新的问题，随着治疗的开展，治疗计划有可能需要不断修正。

对于个别患者治疗风险较大或因为各种原因不配合治疗等复杂情况，预后的风险会因为叠加而增大。遇到这类比较复杂的情况，首先要在诊所内进行研究讨论，在医护之间统一认识，形成预案，再去和患者及家属沟通，以避免诊所医师意见不一致而导致患者的困惑或不信任。另外，注意采用不同的方式，与患者及家属进行充分细致的口头和书面沟通，做到重点预防、重点安排、重点协调，有效防止意外风险、不良后果和医患冲突的发生。

第三节 | 医患书面沟通的具体方法

本节以口腔临床可摘义齿修复为例，简单介绍口腔诊所医患双方书面沟通的方法和内容。

据统计，美国 65 ~ 74 岁的老年人群中有 26% 是全口无牙患者，需要配戴或已经配戴了全口义齿。如果加上配戴可摘局部义齿的患者，配戴义齿的比例会更高。第四次全国口腔健康流行病学调查结果显示，我国 65 ~ 74 岁的老年人群，平均牙齿缺失数目为 5.5 颗，全口无牙的比例为 4.5%，55 岁以上的人群中，超过 1/4 的人配戴义齿。

尽管近十几年来，种植牙在我国越来越普及，但由于患者对手术的惧怕、口腔自身条件的限制以及经济花费等因素的制约，可以预见在将来的很长一段时间，可摘义齿仍将是我国大部分地区，尤其是经济不发达地区口腔内牙齿缺失修复的主要方法，也是口腔医师经常从事的临床工作。

制作义齿的好坏受到患者的口腔条件、口腔医师牙齿预备及设计、印模提取与模型灌制、技工室的工作等多方面因素的影响。在实际配戴过程中，制作出来的义齿会或多或少出现一些问题，其中最常见的是配戴不合适。配戴不合适的义齿会引起患者疼痛。有些因为合并念珠菌感染引发义齿性口炎以及义齿咀嚼功能低下导致营养不良等问题。部分患者因为义齿松动经常使用粘接剂，而义齿粘接剂中含有锌等成分，可以导致人体铜等微量金属的枯竭从而发生神经系统紊乱。

口腔义齿制作过程中涉及多个学科，要求口腔医师和技工人员密切沟通和通力合作，需要很多工序和反复试戴修改，而且患者初戴期间经常会出现各种问题。如果医患沟通不良，极易产生医患矛盾，是口腔临床医患矛盾的多发点。

一、治疗开始前

对于接受义齿修复的患者，要反复对患者强调不要对义齿修复有太高的期望。有的患者以为完成修复以后，就立刻会像以前一样，可以自如讲话吃饭。尤其对于修复前需要拔牙以及初次佩戴义齿的患者要特别慎重，在医患沟通过程中需要反复向患者强调说明，确认其了解即将进行治疗的前因后果、全部过程及所需时间等问题，同时给患者提供介绍有关可摘义齿的使用原理、制作过程、配戴方法等问题的小册子或科普读物等书面材料，帮助患者更好地了解有关知识，提前做好各种准备。最后，用知情同意书的形式将有关内容打印出来让患者认真阅读，在确定没有其他疑问和问题时签字确认。

口腔可摘义齿修复治疗知情同意书

可摘义齿包括可摘局部义齿和全口义齿。可摘局部义齿是利用剩余天然牙、义齿基托下的黏膜和骨组织作为支持，用人工牙恢复缺失牙的形态和功能，用基托材料恢复缺损的牙槽嵴、颌骨及其周围的软组织形态，患者本人可以自行摘戴的一种修复体。

1. 义齿的美观效果和使用效果不能和天然牙齿相比，除了与其设计和制作有关外，还与患者口腔条件、使用方法和适应能力有关。口腔黏膜较薄，不能承受义齿的压力；缺牙区牙槽嵴低平，不能为义齿提供足够的支持和固位；口腔唾液分泌过多或过少，无法为义齿提供足够的吸力；对异物过于敏感，发生严重恶心、呕吐等都会降低义齿的使用效果甚至导致义齿修复失败。

2. 在修复前，有些情况需要去除尖锐的骨突骨嵴。在用可摘局部义齿修复时，需要拔除过于松动的牙齿，调磨倾斜过长的牙齿，还要磨除一些牙体组织以放置义齿的卡环和支托，牙齿调磨后可能会出现敏感现象，一段时间后可能会好转或需进行脱敏治疗。

3. 可摘局部义齿和全口义齿在正式配戴前需要多次就诊，而后视使用情况可能还要进行复诊予以调磨修改方可正常使用。

4. 人工牙齿可供选择的颜色有限，有时可能与患者的天然牙稍有差异。

5. 初戴义齿时会有明显的异物感，尤其是初次配戴者，会造成言语不清晰、口水增多，甚至恶心等不适，戴用一段时间后可好转。

6. 可摘局部义齿的摘戴要掌握好方向和力量，否则会造成基牙松动，如戴用一段时间后卡环变松使得义齿容易脱落，请到医院调整，切勿自行调改。另外，需特别注意单个后牙缺失的可摘义齿，固位不好时易发生误吞或误吸。

7. 义齿与牙齿和黏膜之间有间隙存在，进食后难免会有食物残屑存留，因此每次进食后应及时将义齿取出清洗，漱口，否则会影响口腔组织的健康。夜间睡眠期间不宜戴用义齿。

8. 凡是在不用期间，应将义齿放在清洁的凉水或含有义齿清洁剂的凉水中浸泡，不宜干燥存放，不可用热水或有机溶剂清洗。避免使义齿受到较大外力造成变形或折断。

9. 定期到口腔医师处复查并做必要的修理，可以大大延长义齿的使用时间。但义齿修复不是永久性的，经过一段时间的使用会发生磨耗、松动等问题。因此配戴义齿后，还要定期让口腔医师检查您的义齿，由口腔医师决定义齿是否需要重衬或者重做，而这些费用将由患者负担。

上述内容医师已向我详细解释，并回答我所有的问题，我对此已完全理解。我愿意承担治疗可能出现的风险并遵守医嘱，配合医师完成全部治疗并同意支付所需全部费用。

患者（受委托人或法定监护人）签字：_____

医师签字：_____ 证人签字：_____

二、治疗过程中

在义齿的制作过程中，根据临床的具体情况持续和患者保持沟通。随着治疗的进展，根据需要向患者提供更有针对性的书面资料，让他们更好地理解相关知识，更好地配合医师的工作和义齿的制作，也使今后义齿配戴更加顺利。

三、治疗结束后

义齿完成后，口腔医师和护士除口头向患者讲解义齿配戴的有关注意事项，并详细回答他们的提问，还要给患者义齿配戴过程中可能出现问题和解决方法的书面介绍，教他们如何保持口腔卫生，维护义齿清洁以及防止义齿受到损坏。

可摘义齿配戴后的注意事项

（仅供参考）

1. 对义齿的预期 尽管我们已尽最大的努力将您的义齿制作得尽可能自然舒适，以取得最佳的美容和功能效果；但这毕竟是人工制作的替代品而不是真的牙齿，所以在功能和外观上不可能像您以前自己的牙齿一样。您要学习在日常生活中使用义齿去完成有限的功能活动，比如：您不能再像以前那样用前面的牙齿去咬东西；吃东西时要学会用左右两侧同时咀嚼；在咀嚼食物的过程中，义齿下方会经常存留食物残渣，因此每次进食后要漱口并清洗义齿。

2. 保持口腔清洁 每天至少有 6～8 小时将义齿取出不要配戴，因为您的牙龈组织需要在没有压力的情况下得到休息，并保持良好的血液循环，因此在晚上睡觉时最好不要配戴义齿。如果您配戴的是局部义齿，应该像以前一样清洁口腔内剩余的牙齿，每天刷牙并使用牙线。如果您配戴的是全口义齿，您也应该每天至少用软毛牙刷刷洗牙龈、舌头和上腭一次，以防止发生感染。

3. **维护义齿** 必须每天清洗您的义齿，可以用软毛牙刷蘸上牙膏或肥皂进行清洗。为防止义齿掉落损坏，清洗义齿时，下方要垫一条厚毛巾，或在充满水的水池中进行。每周将义齿在义齿清洗溶液中浸泡两次，一次20分钟。另外，也可以自制清洗溶液，具体方法：满满一杯水中加入2茶匙硬水软化剂和1茶匙漂白液。不使用义齿时，应将其浸泡在清水中，以防止干裂变形。另外，注意避免义齿直接受到较大的外力而发生变形或折断。每6～12个月应到口腔诊所或医院让口腔医师检查您的义齿，千万不要试图自己去修改或调整。

4. **需要时间适应义齿** 刚刚配戴义齿会有不同程度的不适，需要时间去适应。尤其是局部可摘义齿，配戴的时间越短，不合适的可能性越大。但如果您有配戴困难或配戴疼痛等问题，应及早和您的口腔医师联系。如果义齿有问题，不要自己试图去修理。如果因为自己修理不当而造成义齿出现问题，口腔医师将不再对义齿出现的问题负责。大部分患者在刚刚配戴义齿的前1～2个星期会有唾液增多、说话和咀嚼困难等问题，但这些症状一般会在短期之内很快得到改善。

5. **正确使用义齿** 在配戴义齿的最初几天，试着吃一些较软的食物，要小口吃，缓慢咀嚼。应避免用前牙切咬食物，义齿的前牙部分主要起美观作用，后牙才是用来咀嚼的。当颌面部肌肉做快速运动时，义齿有可能发生脱落，尤其是全口义齿，因此在您打喷嚏、用力咳嗽或大笑前应用手捂住嘴，防止义齿掉出来。局部可摘义齿的摘戴要注意掌握好方向和力道，否则可能会造成一个或多个基牙松动。局部义齿长期使用后有时会对基牙造成影响，使其发生龋坏或松动，也会导致固位力逐渐降低，需要及时就诊让口腔医师调节义齿的固位力，否则容易发生脱落而可能发生误吞误吸。注意一定不要自行调改。

6. **义齿的使用年限**　一副义齿不可能一直使用，但如果定期到口腔医师处复查并进行必要的修理，可以大大延长义齿的使用时间。口腔组织在不停变化，而义齿是不变的。因此定期让口腔医师检查您的义齿是必须的，义齿是否需要重衬或者重做应由您的口腔医师来决定。

7. **义齿粘接剂的使用**　义齿粘接剂可以帮助新的义齿固位，但只能短期使用。义齿的固位主要是依靠相关肌肉的协调控制，需要时间和练习。义齿粘接剂就像帮助走路的拐杖，在不是特别需要的时候应尽可能避免使用。每次使用义齿粘接剂后，应将残留粘接剂从义齿和口腔黏膜上完全清除干净。长期不恰当使用义齿粘接剂有可能导致神经方面的紊乱等问题。

如果您还有其他问题希望了解，欢迎随时和我们联系。
电话（××）×××××××

第四节 | 口腔诊所常见的医患矛盾

在口腔诊所，医方包括口腔医师、护士及其他所有诊所工作人员。患方包括患者本人、患者家属以及与患者有关联的其他人员，如朋友等。医患矛盾是指上述两方在患者就诊的过程中，产生的各种内在的、情感性的不满或外在的行为纠纷和对抗。如果不及时消除缓解，最后可能演变为激烈的冲突，产生严重后果。

一、引起医患矛盾的医方原因

1. 服务观念相对滞后，医护人员服务态度差　患者对医护人员要求越来越高的就医观念，要求个性化服务的需求；以及医护人员对患者医疗消费决策控制权和知情权的行为不能很快适应，是引起冲突的主要原因。具体表现为医护人员服务态度生硬、解释不耐心、表情冷漠、不尊重患者，甚至直接与患者发生冲突等。

2. 口腔医师不令人信任　主治医师的信息往往是患者就诊过程中最为关心的内容之一，包括医师的学历背景、工作经历、对待患者的态度甚至其外在形象等，这些都会影响患者对医师的信任。有些诊所和医疗机构因某些原因过分包装医师，虚构其学历、经历、成就等。这样的情况一旦被患者发现，会让患者完全失去对医师乃至整个诊所的信任，直接导致医患矛盾的发生。

3. 医疗质量不能保证　如有的医师工作敷衍不负责；医疗文书书写不规范，主要是书写带有随意性、习惯性，记录不全等；交代病情不准确或未履行告知义务等；有的医师护士工作马虎，不遵守操作规程，操作动作粗暴。

4. 技术水平不过硬　在手术或其他操作过程中给患者带来意

外的伤害和痛苦，对疾病诊断不准、应对不当，未及时发现病情的新变化，没有做出准确的预测和相应调整。另外有研究显示，72%牙科恐惧症患者的病因主要是在以往的就诊过程中经历了疼痛，因此需要尽力避免患者经历疼痛导致不愉快的看牙体验。

5. 收费过高、不透明，解释不清楚不细致　例如：诊疗收费项目、内容不详细，不能使患者信服；存在账目不清，收费不合理等情况；当患者要求查验复核时，医护人员不耐心解释、不合作。

6. 不遵守保护性医疗原则　有的医师、护士在患者或家属在场时，说话不注意，一些违反医疗保护的语言脱口而出，患者及家属进而怀疑诊所和医师在医疗方面存在问题。

7. 就诊环境差　口腔医疗行为的特殊性决定了患者对口腔诊所就诊环境有较高的期待和要求，如果诊疗环境没有达到患者期待的舒适、私密、安全、卫生等要求，就会使他们的就诊体验大打折扣，从而间接增加发生医患矛盾的风险。

二、口腔诊所营运中常见的医患矛盾

1. 服务态度引发的医患矛盾　口腔诊所医疗行为比一般医疗机构医疗行为的服务属性更多，要求也更高，因此医方在服务患者的过程中，如果服务态度没有达到患方的期待程度，则更容易引发医患之间的矛盾和冲突。这一类型的医患矛盾是口腔诊所最常发生的。

另外，由于口腔临床的特殊性，求诊的患者有很大一部分因疼痛不适而来，患者对口腔治疗本来就有紧张惧怕的情绪，很容易因为很小的事而受到激惹。如果此时诊所的工作人员对患者的态度不佳、耐性不足、言语生硬，缺乏对患者足够的关心与同情，加之对病情和治疗方案解释不清，就很容易引起患方的不满，而引发矛盾冲突。

2. 治疗结果引发的医患矛盾　治疗结果引发的医患矛盾是由于患方认为治疗结果不符合自己的预期，对医方产生不满而引发的医患矛盾和冲突。口腔治疗结果的判定有很多人为因素的考量，也可能因为不同的审美标准，常常有很大的偏差而导致分歧。因为没有客观统一的标准，很难进行准确的评判。这也是口腔治疗的特殊方面，一旦发生治疗结果引发的医患矛盾，往往较难解决。

有些口腔疾病的治疗是一个较为缓慢的过程，比如患者口腔某个部位发生疼痛，即使经过治疗疼痛可能还会持续一段时间，甚至还会短时间加重。有些患方人员可能会认为是医方治疗不力，或者是故意拖延以收取更多费用所致，进而产生矛盾冲突。

3. 治疗费用引发的医患矛盾　治疗费用引发的医患矛盾是医患双方在口腔诊疗过程中因为诊疗费用存在分歧、争议而引发的医患之间的矛盾和冲突。这一类医患矛盾主要表现在两个方面：一方面是患方对口腔诊所收费的合理性产生怀疑，而不时曝光的关于口腔诊所或医师过分追逐利益最大化，以次充好，虚报治疗项目，误导欺诈患者的案例，也加重了患方的怀疑和担心；另一方面是诊所实施的口腔治疗的费用超出了患者的实际承受能力，使得患者出现欠费、逃费的情况。

4. 医疗技术引发的医患矛盾　医疗技术引发的医患矛盾是由于客观存在或患方主观认为诊所口腔医师治疗技术水平差，造成患者在治疗过程中的痛苦或最终治疗效果不佳等而引发的医患之间的矛盾和冲突。在口腔诊所的日常工作中，拔错牙、钻错牙的情况时有发生，这其中既有口腔医师在服务态度、服务质量上的过失，也有其自身经验不足和技术欠佳，以及医患沟通不良等方面的原因。

由于医师临床经验和技术上的不足而给患者带来新的更大的痛苦，这是患方无论如何无法接受的，非常容易引起医患之间的冲突和对抗。

5. 治疗时间引发的医患矛盾　治疗时间引发的医患矛盾是指患者在口腔诊所因为诊疗时间的长短问题而引发其对医方产生不满情绪或对抗行为。这种医患矛盾主要发生于患者在前台候诊，或在牙椅上等待时间过长而产生急躁不满情绪。如果得不到及时消除或缓解，很容易产生矛盾和冲突。另外，也有可能因为口腔治疗本身花费的时间过长或过短引发矛盾。如果治疗时间过长，患者可能会认为口腔医师的技术水平太差，使自己多受折磨和痛苦。如果治疗时间过短，患者则有可能觉得医师"瞎糊弄"，没有精益求精，让自己多花冤枉钱。这些负面的想法很容易成为医患矛盾爆发的导火索。

口腔治疗有其特殊性，大部分工作都需要医师手工操作。有时候遇到疑难复杂的病例需要花费更多的时间和精力，也很容易有延误下一位患者治疗的情况发生，这就需要加强医患沟通，双方互相理解和体谅。

第五节 ｜ 口腔诊所常见医患矛盾的预防

医患矛盾同样重在预防。医患关系的建立和改善双方都有责任，需要两者共同努力、密切配合和相互合作。但在影响医患关系的主观因素中，医方往往是主导方，因此建立良好的医患关系必须首先从诊所的医师和工作人员做起。

口腔诊疗是一项烦琐而精细的工作，有效的医疗风险防范来自于口腔医师扎实的专业理论基础，规范、娴熟的临床操作技能，以及对各类风险清醒的认知和正确的应对。而医疗意外一旦发生，良好的医患关系和积极、专业的应对方法则更有利于缓解患者紧张、焦躁的情绪，更有助于保障医疗意外的顺利处理，从而进一步防止医疗纠纷的产生和恶化。因此，口腔医师在不断精进自身医疗技术的同时，还要不断提高自身的人文修养，在临床上对患者多一些人文关怀，热心负责，积极沟通，建立和谐互信的医患关系。

一、建立良好的医患关系

1. **对患者要有充分的理解和同情**　作为医方要有换位思考和人性化服务的理念。相互理解是建立良好医患关系的前提，诊所工作人员对前来就诊患者的同情理解尤为重要。

口腔医师和诊所工作人员应同情患者因为口腔疾病给他们带来的痛苦，理解他们希望改善外观和口腔功能的迫切心情，以及关注他们对将要施行的口腔手术或其他治疗产生的紧张情绪和恐惧心理。正因为如此，对患者提出的一些要求或对诊治过程提出的一些问题和异议，应该充分理解和尊重。对于合理而又可行的要求应尽量予以满足。对于合理但难以满足的要求，应耐心解释说明。对个别无理取闹的患者和家属也要忍让、劝说，做到不卑不亢，尽量不要激化矛盾。另外，还应特别注意感知患者的心理反应，重视作为医者的感情、行为对患者的心理效应。

2. **提高医术和医德水平**　提高医术和医德水平是减少和化解医患矛盾，建立良好医患关系的关键。精湛的医术是获得患者信任的保障。精湛的医术来自于我们希望对患者诊疗精益求精的初衷和不间断的学习。认真学习本专业新的知识、新的理念、新的技术，不断提高自己的专业知识、技术和素养，只有这样才能给患者提供更好更优质的服务，并由此获得患者的信任和尊敬。

3. **加强诊所的管理**　口腔诊所医师除应注重加强自身的道德专业素养外，还要加强对诊所的管理和对诊所工作人员的教育和培训，建立明确的规章制度和奖惩制度。诊所的成功运营不仅是诊所拥有人以及口腔医师的事情，而且需要诊所全体工作人员的共同努力。要树立一荣俱荣，一损俱损的观念，全方位提高服务质量。

4. **不断学习如何更好地和患者沟通**　病史采集和相关检查是与患者沟通和交流的过程，这一过程的质量决定了病史采集的可靠程度和检查的可信度，在一定意义上也就决定了口腔疾病诊断的精确度和正确度。

医患沟通是一门艺术，应该根据患者的年龄、性别、职业、受教育程度、个性、病情轻重等采取不同的沟通方式。因此要在实践中不断学习，学习如何和不同的患者打交道，如何更好地和患者沟通。另外，医患沟通是减少医疗纠纷的需要，相当一部分医患纠纷是由于医患交流不足和沟通不够，致使患者对医疗服务内容和方式的理解与医护人员不一致，进而对诊所和医师的信任感下降所导致。

二、患者的甄别筛选

美国牙科协会 2017 年发布的最新牙医职业道德规范和中国民营口腔医师宣言暨《中国民营口腔医师行为准则（草案）》明确规定，口腔医师有义务为所有需要的人提供服务，对所有患者一视同仁，不能区别对待。按口腔伦理原则的要求，口腔医师不应该在患者初诊的时候以任何理由予以拒绝，但在以后的诊治过程中如果发现患者有较为严重的身心问题，医师则有权终止对该患者的服务。

（一）发现有问题的患者

在如今竞争激烈的现代社会，工作节奏加快，生活压力巨大，很容易造成人们感情脆弱，情绪不稳定而引起各种身心问题。如果临床发现患者有以下几种情况，应保持应有的警惕：

1. 患者因同一问题曾经辗转多家诊所，看过多个医师甚至专家。

2. 有一些非常过分或不切实际的要求，比如患者本来牙齿非常漂亮整齐，但要求将其牙齿改变成某个特定明星牙齿的样子，或者对治疗结果有一些非常特殊细微的要求等。

3. 与口腔医师探讨问题时，使用很多专业术语，但却不是口腔专业人士，而且提出的问题奇怪而繁多。

4. 口腔检查时有多处没有明显原因的痛点和不适。

5. 刚一见面就过分夸赞医师和诊所，套近乎，过分热情。

6. 过多抱怨其他诊所或医师。

7. 总是皱着眉头，一副不高兴的样子，对诊所挑剔，言语尖酸刻薄。

8. 言辞异常，行为古怪，有明显的心理或精神方面的问题。

如果在口腔诊疗过程中发现患者有以上多种表现或在某一方面表现特别严重，在施行临床治疗前要十分谨慎小心。交代治疗方案、治疗过程中可能发生的意外、治疗后可能发生的并发症等要特别清楚详细，并切记让患者（家属）签字确认，对个别问题严重的患者应考虑转诊或劝离。

（二）终止医患关系

如果在诊疗过程中发现患者有一些身体或心理问题，超出诊所的能力范围，将患者转诊到更好条件的口腔医疗机构是不违反职业道德的。如果患者在诊疗过程中有不听从医嘱或完全不配合；经常性在预约的时间缺席或无故取消预约；无故拖欠或不缴纳事先同意的诊疗费；用不雅言语侮辱医师和诊所工作人员，扰乱诊所正常工作秩序；拒绝提供自己的身体健康状况、既往史或拒绝进行必要的检查；对医师的要求拒不听从，态度粗暴恶劣等情况，均符合终止医患关系的条件。

（三）劝离患者

劝离患者对医患双方都不是一个愉快的决定和过程。患者主动离开诊所（医师）是很正常的事情，但如果患者经过一段时间诊疗被诊所（医师）拒绝继续收治，则非常容易发生医患矛盾和冲突。因此要非常慎重，确信双方无法继续合作，相互失去信任，或继续收治该患者会对诊所（医师）的利益或安全带来不利影响的情况下，再予以施行。在评估决定劝离患者后，应及早在尽量不伤害患者自尊心，不激化矛盾的基础上以口头和书面的方式明确通知该患者。

注意明确向患者传达以下信息：

1. 终止诊治的理由应该尽可能以真诚委婉的语气进行表达，避免可能令矛盾激化的措辞。

2. 告知患者还有哪些治疗没有完成，需要在某一时限内接受进一步治疗。

3. 明确告知患者如果需要，可以为患者推荐其他相关的口腔医师或口腔专科医院。

4. 如果需要，经患者本人提出要求，其所有诊疗信息（包括 X 线片等）的复印件，诊所负责转送到患者新的医疗单位或医师处。

5. 明确告知患者在其没有找到新的诊所和口腔医师前，将继续为其提供所需要的急诊服务。

三、预防医患矛盾的发生

（一）因为服务态度所引发的医患矛盾

从某种意义上讲，口腔医疗是一种专业性非常强的服务行业，服务态度的好坏是决定这一行业能否兴旺发达的关键，良好的服务态度也是建立和谐的医患关系不可缺少的重要因素。口腔诊所的日常工作是向需要的患者提供口腔医疗方面的专业服务，医疗和服务相互依存，相互促进，缺一不可。源源不断的新患者是诊所能够生存和发展的根本。高质量的口腔医疗技术和优质的服务是吸引患者前来就诊，并使得他们自愿推荐亲朋好友的最主要原因。

患方对诊所医疗服务的需求不仅局限于口腔医师能够解决他们的口腔疾病，同时也需要诊所工作人员能够提供心理和情感上的安慰。因此建立和谐的医患关系，化解医患矛盾和紧张，良好的服务态度是重要手段之一。

服务态度引发的医患矛盾是医源性矛盾，也是非医疗过失性矛盾，是医患矛盾的主要方面，存在于口腔诊疗过程的始终。有的时候很小的细节问题常常成为医患矛盾的导火索，引发大的冲突。很多时候患者不满情绪的表现是无声的、不经意的、瞬间的。因此，医师和诊所工作人员要学会观察、注意患者的肢体语言和面部表情，千万不要漠视其负面情绪的流露，及时采取措施予以化解，不要让这种不满情绪叠加积累。例如有的患者在候诊室或治疗室等待时间过长，他可能不直接开口抱怨，而是通过频繁抬手看表或不停站立坐下来表达不满和不耐烦，并试图借此克制自己的情绪，压抑自己的不满和不快。随着等待时间的延长，这种不满会积累而最终爆发。有些时候我们会看到一些患者因为很小的事情对医师或护士发很大的火，让人觉得难以理解。其中很大原因是患者可能之前因为某些事情在内心已经积累了不满或怒气。

很大部分医患矛盾来自于患者对诊所工作人员服务态度的不满，有时候很小的问题会引起非常大的冲突，这一点应该引起特别重视。做好以下几点，会对减少因为服务态度而引发医患矛盾有所帮助。

1. 提高口腔医师和全体诊所工作人员的医德水平和专业服务质量，真正做到把患者当朋友，把患者当亲人，把患者的利益放在第一位。当自己真正做到了这一点，脸上的微笑才会发自内心，口中的嘘寒问暖才会变得真诚。

2. 注重细节，将对患者进行人文关怀的理念落实到方方面面。

（1）尽可能给患者提供各种便利。比如诊所的通道、诊室、卫生间等空间要足够宽大，方便坐轮椅的残疾人使用；诊所提供下班时间的电话号码，方便需要的患者电话咨询或紧急情况时联络医师；候诊室准备自动饮水机，供患者和家属随时饮用；候诊室备用各类报刊杂志、儿童读物以及儿童玩具等。

（2）诊所工作人员言谈举止要文明礼貌，表现出对患者及家属的理解、体贴、友善和尊重。讲话时要面带微笑，语气平和亲切，姿态动作要敏捷大方，对患者或家属的问题回答迅速而专业。

（3）始终保持诊所的整洁有序，房间窗明几净、空气清新通畅、环境舒适惬意，所有办公用品、口腔治疗器械摆放整齐有序。

（4）了解和熟悉患者的情况。诊所的医师、工作人员不仅要了解患者的身体健康情况和口腔疾病情况，最好还要了解并熟悉他们的个人背景、性格爱好、家庭情况等，能随时找到患者或家属感兴趣的话题，从而减轻他们的紧张和焦虑。而且，这样做会很快拉近与患者的距离，让患者感到宾至如归，把诊所工作人员当作朋友和家人，从而提高了患者的归属感和忠诚度。

3. 发扬团队精神，诊所医师和工作人员互相帮助、支持，一方有需要，其他人立刻腾出手帮忙，让患者和家属看到诊所员工的敬业精神，看到一个团结向上的集体，这也会增强他们对诊所的信任和信心。

4. 在为患者服务的过程中要坚持始终如一，信守诺言。比如由于特殊情况给患者的预约时间较平时上班时间早，诊所一定要保证医师或有关人员在预约时间之前到达诊所等候患者。再如由于诊所工作人员的失误，承诺给患者的治疗价格过低，发现错误和患者说明后，仍应信守承诺，以当时双方同意的价格收取费用，不可以事后反悔。

5. 提高诊所全体工作人员的专业素养。工作人员切记不要当着患者的面议论关于该患者或其他患者的隐私或其他无关口腔治疗的内容，时刻注意对患者敏感信息的保护和尊重。

（二）因为治疗结果所引发的医患矛盾

口腔医学既是医学的一个分支，同时它又是一门有关美和艺术的科学。由于每个人的审美观念不同，不同的人对同一件艺术作品也会有不同的观点和意见，有的时候甚至截然相反。在口腔临床，很多时候尽管口腔医师尽了自己的最大努力，但最后的治疗结果却不可能让每一位患者都百分之百满意。而患者觉得花了钱，花了时间，最后没有得到自己希望的结果，自然就会有抱怨、不满甚至对抗冲突。如果处理不好，后果可能会非常严重。

预防这类矛盾的发生，应该注意以下几点：

1. 不断提高自己的专业技术水平。口腔医师不能因为诊所患者较多，日常工作太忙而忽视自己专业理论和专业技术的学习。随着科技的进步，口腔医学发展日新月异，不断有新的理论、新的技术、新的产品出现。作为一名口腔医师，应不间断自学，及时更新自己的理论知识，学习新的技术手段，为患者提供更优质的服务。高超精湛的医疗技术是帮助患者取得良好治疗结果，取得患者信任与尊敬的基本前提。

2. 既不要对患者进行任何不切实际的承诺，也不要盲目过分顺从患者的意思而进行他们中意的治疗。了解自己在专业方面的不足和局限，对于超出自己能力范围的复杂病例，应联系其他专科医师进行会诊，或及时转诊到专科医师诊所或更大的口腔医疗机构。千万不要勉为其难，最后弄到难以收场。

3. 加强和患者的沟通，重视细节工作。一方面提高患者对医师的信心；另一方面也要把所谓"丑话"说在前面，让患者对治疗后可能出现的不良结果，甚至失败有充分的心理准备。对于重要的部分应书写成文，并让患者或家属签字确认。

4. 给患者提供适当的经济补偿。当医患双方对某一治疗结果有不同意见，或医师在治疗过程中发生失误而导致治疗结果不如预期时，可以考虑给予患者一定的经济补偿。这种补偿从一定比例的价格减免到全额退费，主要视不良治疗效果的严重程度和口腔医师的责任大小来决定。重要的不是经济补偿的多少，而是其中包含的象征意义及通过它透露出诊所（医师）的诚意和对患者关心负责的态度。

（三）因为治疗费用所引发的医患矛盾

第一种形式的矛盾是部分患者由于各种原因无法承担、付清原本承诺的治疗费用或一些不良患者故意而为之的欠费、逃费行为。第二种形式的矛盾是患者在诊疗过程中对医师和诊所收取费用的真实性和合理性产生怀疑。个别医师和医疗机构过分追逐利益最大化、过度医疗、伪造治疗记录等医疗违规行为也助长了患者的这种疑虑。

随着口腔医疗技术的快速发展，新的口腔医疗器械不断推出，一些口腔医师和口腔医疗机构为了获取更多的经济利益，使得口腔临床出现过度医疗的情况越来越严重。这不仅让患者的检查治疗费用大大增加，也给患者经济造成损失，使其身体遭受无谓的伤害。

1. 对于第一种形式的情况，应注意在每项治疗开始前，向患者交代清楚诊疗需要收取的费用，回答患者的所有问题，并请患者在治疗计划和收费价格表上签字确认。一般情况下，在某项治疗结束时，患者应该将该项治疗的费用全部付清。对于有欠账情况的患者，要及时用电话或信函方式予以催促提醒。对于个别实在有困难的患者，可以考虑给予部分减免，或让其在一定的期限内分期付款。

2. 对于第二种形式的情况，应该注意以下问题：

（1）要根据诊所的定位、本地居民的平均收入情况、诊所医师和专业人员的水平，并参照当地卫生行政部门和物价部门颁发的收费标准、周围其他同类诊所的收费标准等制定比较科学合理的口腔诊治收费标准。这个标准既要符合大多数患者的经济承受能力，又要使口腔从业人员感到合理，而且还要有利于口腔诊所的盈利和不断发展。

（2）诊所要有书面的收费标准，统一而固定，不能随意更改或因人而异。但如果给特定人群一定的折扣优惠是可以接受的，比如70岁以上的老年人或现役军人等。严格杜绝向患者提供虚假或有误导性的账目或收费标准。

（3）重视医患沟通：对治疗计划和相应收费的解释说明要清楚而明确，用通俗易懂的语言让患者明白其口腔问题的严重性和治疗的必要性，使其了解在口腔健康方面的投资是值得的。最重要的是充分尊重患者的意愿，在不违背医疗原则的前提下，尽可能满足患者的要求。

（四）因为治疗技术所引发的医患矛盾

精湛的医疗技术是口腔诊所医师获得患者信任，解除患者病痛的基本前提。减少此类矛盾需要医方采取主动的方式，一方面平时要加强自身专业的学习和其他相关方面的专业培训，提高医疗技术水平；另一方面则应加强医患沟通，重视细节工作，尽可能提高患者对自己的信任，并尽自己最大的努力为患者提供满意的服务。

对于刚刚进入临床工作的年轻口腔医师，可以在开始时安排其从事一些简单的、技术含量较低的临床工作，比如补牙、洁牙等，待积累足够的临床经验和信心后，再安排他们开展复杂的技术含量高的临床治疗操作。

（五）因为治疗时间所引发的医患矛盾

1. 针对候诊或等候时间过长的问题

（1）前台护士要科学合理地安排患者的预约时间和预定诊疗时间的长短。有急诊或临时要求诊治的患者，不能因为盲目追求效益而随便插队，注意一定不要影响正常预约患者的权利和他们的正常诊疗。如果实在有需要的急诊患者，也应该和正常预约的患者协商，取得他们的谅解和支持。

（2）医患沟通要良好而顺畅，及时告知患者治疗时间发生延误的原因以及他们需要继续等待的时间。

（3）诊所候诊区和诊室要配备多种类型的报刊和杂志，以适应不同层次和爱好的患者。另外，含有不同频道和内容的电视节目也有助于患者打发时间和消除紧张情绪。

（4）发挥团队精神，互相配合。如果因为某种特殊原因，口腔医师的门诊时间安排遇到延误，前台护士可以在候诊区和等待的患者聊一些他们感兴趣的事情，不时询问他们需要什么。而对已经在诊室牙椅上等候的患者，口腔医师可以在给其他诊室患者诊疗的间隙，和患者友好协商并告知诊疗延后的原因。如果医师完全没有时间，诊所员工可以不时进来诊室，和等待的患者交流，询问患者有没有其他需要帮忙的。这样既让患者感到自己没有被遗忘忽略，体会到诊所工作人员的热情周到；同时也让等待时间仿佛过得很快而不易产生怨气，大大降低发生矛盾的风险。

（5）在口腔医师方面，更应注意时间的支配和安排。如果因为某些原因患者治疗较计划延后，影响下面患者的诊疗时，要及时更改治疗计划，比如本来计划治疗两个区间的龋齿，可以和患者商量更改为只治疗一个区间，并在不影响诊疗质量的前提下加快工作速度。

这里举一个临床经常会碰到的例子，进一步说明重新安排当天就诊患者的方法。患者乙的诊疗本来预约在上午10点进行，由于出现特殊情况，上一个患者甲的治疗延误到10点55分才结束，而本来预约11点的患者丙已经来到诊所。诊所工作人员要第一时间和患者乙解释治疗时间延后的原因，希望得到其谅解，并将其从候诊区安排到诊室。同时按原来正常预约的时间在11点也将患者丙安排到另外一间诊室。给患者乙首先进行局部麻醉，在等待麻药发挥作用的期间，给患者丙进行检查，解释治疗计划，并回答患者的提问。然后回到患者乙的诊室继续施行治疗。本来计划给患者乙进行两颗龋齿的充填和拔除一颗阻生智齿，这时可以和患者商量，更改治疗计划为仅进行龋齿的充填治疗，智齿的拔除改为下次进行，取得患者的理解和同意。与此同时，诊所前台工作人员完成对患者丙治疗计划和治疗费用的确定，并安排洁牙师给其施行口腔洁治。通过减少原计划的诊疗内容、加快工作速度，在同一时间交叉进行诊疗的方法弥补时间延后的问题，使后续患者的诊疗按预约时间和计划进行。处理这种情况总的原则是一旦发生患者治疗时间的延误，要尽量使其部分延误而不是大面积延误，使因为等待时间过长有可能引起不满的只集中在个别患者。

（6）对于个别对等候时间反应强烈，经解释后仍不予配合的患者，应通知主治口腔医师尽快安排其接受诊疗。以免这种负面情绪和反应传染给其他患者，带来坏的连锁效应。

2. 针对治疗花费时间长短的问题

（1）前台工作人员在给患者预约诊疗时间时，尤其是初诊患者要给予充足的时间，以便口腔医师进行详细的检查和解释治疗计划，并给患者足够的时间提出问题和得到解答。不要给患者草率敷衍的错误印象。

（2）口腔医师在临床操作过程中要有条不紊，认真仔细，动作不要慌乱、粗糙。对待患者提出的任何问题要耐心细致地回答。

（3）注意提高自己的专业技术水平，一般情况下能够半个小时完成的操作不要拖到一个小时。患者在牙椅上因为紧张焦虑而感觉度日如年，某一临床治疗的操作时间过长，不仅会增加患者的紧张痛苦，而且也会使患者对医师的信任感降低，对诊所和医师的技术水平和服务质量产生质疑。

第六节 ┃ 口腔诊所医患冲突的应对

现阶段我国医患矛盾主要有以下特征：发生数量快速增长、规模急剧扩大、强度不断增加、分布日益集中、社会舆论影响加大等。而口腔诊所也是医患冲突的"重灾区"，只是规模和强度较小而已。但小矛盾有些时候也会引发大冲突和恶性后果。

口腔诊所运营和临床工作十分繁忙而琐碎，总会有我们没有预想到的问题和没有做好的工作。另外，工作中也经常会遇到蛮不讲理、无理取闹的患者。因此口腔诊所医患冲突经常会发生，只是冲突的大小、严重程度不同而已。

一、医患冲突的第一阶段

患者当面抱怨，言语争吵，发泄不满，这是医患冲突的初始阶段，冲突对抗相对比较轻微。医方应尽可能将冲突控制在这一阶段，避免继续恶化。

1. 安抚患者，不要急于和患者对质争辩，给患者表达的机会。此时第一个接触患者的诊所工作人员要尽量安抚患者的情绪，不要回避问题。给患者表达的机会，让患者感到被尊重，有利于缓解其愤怒的情绪。同时要让自己始终保持冷静，千万不要和患者争执。

万一遇到不讲道理的患者或家属，要知道如何安抚和平息他们的情绪。但不和他们理论或争执，并不表示毫无原则地一味迁就、顺从、忍让。在安抚解释的同时，要学习通过一些交谈和心理方面的技巧，达到自我保护的目的。

2. 尽量不要让患者或家属在诊所的候诊厅或诊疗区争吵。在有众多围观者的环境下，患者或家属无法理性地讨论医疗纠纷或医疗事故，也会被诊所其他患者听到看到，他们不知道事情的原委和全面情况，对问题容易产生误解，而对诊所造成不好的影响。正确的做法是立刻把患者和家属请到医师办公室，首先认真倾听患者申诉，并表示情感上的认同，同时避免让对方即刻接受事实，避免使用易刺激对方情绪的词语和语气，避免过多使用对方不易听懂的专业词汇，避免刻意改变和压抑对方的情绪，并注意适时引导舒缓。

3. 立刻通知诊所的管理人员或口腔医师。管理人员或医师的出现表示其对患者及其家属的尊重，他们的权威性和决定权有利于迅速解决问题。

（1）诊所服务方面的问题：不管患者的抱怨是否有道理，首先要真挚道歉，态度诚恳谦卑，承诺迅速采取补救措施。如果患者提出的是正确意见，要尽最大努力去改正，同情理解患者的感受，感谢他们提出宝贵意见帮助诊所发现问题并加以改进。对于给患者带来精神或物质损失的情况，应酌情给予补偿。事后诊所要有健全的有专人负责的追踪制度，既给患者善始善终的良好印象，同时也保证诊所的补救改进措施收到实效。

（2）治疗结果等问题：除非十分明显是由于诊所或医师工作失误导致（如拔错牙齿），否则道歉应特别慎重。因为这可能会给患者带来医师做错事情的印象，有时候反而会激化矛盾。在这种情况下，口腔医师应用肯定的语气，清楚易懂地向患者和家属解释，实事求是，希望得到他们的理解。如果不能解决问题，可以将患者转诊到专业医疗机构进行鉴定，必要时可以和患者协商，酌情给予经济补偿。

4. 对事件的详细过程予以实事求是的记录，如果需要可以收集当事人和目击者的证词，以备以后需要时使用。

二、医患冲突的第二阶段

医患矛盾和冲突在第一阶段没有得到有效解决，患者表现出非同寻常的愤怒和敌对情绪，或已经到法律部门进行有关投诉，或诊所已收到患者律师的通知，要求诊所提供其有关的治疗信息和报告，有提起诉讼的可能，此时应做到：

1. 保持冷静，沉着应对，不要有任何拖延，及早做好应对诉讼的准备，立刻联系诊所的代表律师并向有关部门报告。

2. 停止给该患者提供除急诊以外的任何治疗。给患者提供急诊服务前必须有患者的书面请求，在治疗过程中有第三方代表在场。

3. 对事情的严重性要有足够认识，提高自我保护意识。

4. 不要为打听情况而试图接触可能了解患者情况的其他医师或患者的律师。

5. 妥善保存所有相关的文字记录和病历资料，切记不要在患者病历上进行任何修改或补充。并注意保密，不要轻易交出任何原始记录和资料，而且不要随意对外泄露有关内容。

6. 按要求向有关部门提出报告时，要简明扼要、有理有据、实事求是，并提供具体而翔实的佐证资料。

三、医患冲突的第三阶段

这是医患冲突的最严重情况，在诊所营运过程中需要极力避免。如果出现医患发生直接的肢体冲突，患者言语或行动上对医护人员有人身安全方面的威胁等严重情况，应立刻通知公安机关介入，诊所应采取必要措施保护医护人员的人身安全。这时候矛盾冲突的解决大多只能通过法律途径，即打官司来解决，需要花费大量的时间、精力和金钱，而且不管官司最后结果如何，都会给诊所的正常营运、诊所医护人员的日常工作和个人生活带来很多负面影响。

第七节｜防止来自患者的投诉或法律诉讼

我国2018年10月1日开始施行的《医疗纠纷预防和处理条例》明确提出医疗机构及其医务人员在诊疗活动中应当以患者为中心，加强人文关怀，严格遵守医疗卫生法律、法规、规章和诊疗相关规范、常规，恪守职业道德。口腔诊所应通过加强医疗质量安全的日常管理，强化医疗服务关键环节和领域的风险防控，突出医疗服务中医患沟通的重要性，从源头预防医疗纠纷。

从风险管控的角度来讲，由于自我感觉受到低质量的服务和治疗，或对治疗结果不满意等各种原因，来自极个别患者的抱怨、投诉甚至法律诉讼，在诊所营运过程中是在所难免的。但只要始终坚持把患者的利益和安全放在第一位，并做好充分的预防工作，可以将绝大部分甚至全部医患冲突控制在第一阶段的范围。

1. 给患者提供全面而详细的口腔检查，针对其现存的口腔问题提出和实施最恰当的治疗计划。这个治疗计划是在综合考虑患者当时的口腔条件、最希望解决的口腔问题、美观和功能等方面的要求、患者全身健康状况、经济条件等各方面因素后由患者本人决定的。

口腔医学方面的治疗很多与美学直接相关，因此在治疗方案的制定和实施过程中要给予患者更多的知情和选择的权力，要更多考虑患者的主观意愿，加强他们的参与度。

2. 在正式实施之前要和患者针对治疗计划的利弊以及风险等进行充分沟通说明，并给患者或家属足够的时间考虑和提出问题，最后得到患者或其家属在治疗知情同意书的签字认可。口腔医师可以针对治疗计划提出自己的建议，但不能因为自己的喜好、是否擅长或经济利益的大小而强行要求患者同意医师推荐的治疗方案，更不能故意诱导。

3. 口腔医师要用规范的操作，精心实施治疗。

4. 对于自己没有把握的疑难病例，要果断转诊到拥有更好技术或设备的医师、诊所或医疗机构，千万不要因为逞能或为一点经济利益而因小失大。作为口腔医师，要清醒认识到自己在口腔专业某些方面存在不足，缺少足够的知识和训练。如果勉为其难，很可能造成最后的治疗效果不佳甚至完全失败，非常容易引发医患矛盾。

5. 如果发生因为口腔医师工作失误给患者带来损失或痛苦的情况，如给患者开错了药物或治疗错了牙齿，应立刻开诚布公地向患者说明发生的错误，真诚地向患者赔礼道歉，并考虑给予一定的经济补偿，同时承诺并实施一定的补救措施。研究发现，向患者坦诚说明事实和真诚赔礼道歉，可以使法律诉讼的概率和官司的赔付额明显降低。

《医疗纠纷预防和处理条例》第一章第三、四条也明确规定：在诊疗活动中，医患双方应当互相尊重，维护自身权益应当遵守有关法律、法规的规定。处理医疗纠纷，应当遵循公平、公正、及时的原则，实事求是，依法处理。

6. 患者知情同意书不仅是关键的、清楚明了的医患之间的书面沟通，而且可以作为法律文件。知情同意书可以是事先打印的格式化文件，让患者签字并填上日期；也可以由医师与患者沟通后将谈话内容书写而成。

如果患者因为某种原因拒绝治疗，口腔医师应要求患者在拒绝治疗的文件上签字，其中需要包含不进行相关治疗可能发生的不良后果。这些清楚表明口腔医师尽到了自己的责任，并且在此过程中也促使患者重新考虑拒绝治疗的决定。

7. 以专业认真的态度书写并严格管理病历资料。口腔医师在完成相关治疗后，必须立刻完整翔实地书写病历，包括检查，诊断，治疗内容、过程、结果以及发生的并发症等。与患者的沟通交流情况，包括电话交谈情况，也是需要记录的内容之一，如术后的电话随访情况。如果患者有抱怨投诉情形以及相应的措施，也应在病历中详细记录。

8. 对于不合作、态度粗鲁、欠费不交等棘手的患者，需要将其从诊所劝离，但要特别注意用专业方式慎重处理。一般在完成已经开始的相关治疗后先口头通知，再书面正式通知该患者，并用委婉的语言说明原因。

第八章

诊所员工与营运风险

随着普通民众对私营牙科诊所认同度的不断提高，以及中国口腔医疗市场的不断扩大，由口腔医师亲自经营的规模不等的私营口腔诊所和机构越来越多。本章所提的口腔医师，特指同时也是牙科诊所拥有者或管理者的口腔执业医师。

一个诊所的建立、营运和发展是多人共同努力的结果。其中，口腔诊所的医师无疑是最重要的一部分，但诊所的成功运营只有医师的努力是远远不够的，它需要所有诊所工作人员的协作配合，因此发挥团队协作精神十分重要。

很多情况下，患者长期前往某一特定诊所就诊或将其持续推荐他们的亲朋好友，不仅是因为某个医师给他们提供的治疗水平多么高超，还可能因为他们喜欢并认同该诊所的治疗氛围和工作团队的整体服务。因此，诊所的所有医护人员应该是一种相互学习、相互帮助、相互促进、共同进步的关系，是一种一荣俱荣、一损俱损相互依赖的关系。

诊所就好像一个缩小的社会、一个大的家庭，需要分工明确，各司其职。工作人员朝夕相处，每天在一起工作的时间有时候甚至超过和自己家人相处的时间。在日常工作中，医师和其他工作人员之间以及工作人员相互之间会不可避免产生大大小小的不愉快，甚至摩擦或矛盾。如果不及时解决，不认真应对，这些摩擦与矛盾会对诊所的成功和发展带来很多负面影响。

作为诊所的拥有者、管理者和领导者，在打造一个团结向上、精诚合作的专业团队的同时，在日常工作中也要十分注意处理医医及医护之间的关系，时刻注意由此可能给诊所营运带来的各种影响和风险。

第一节 ｜ 诊所员工在风险管控中的重要性

一、每位员工都是诊所的重要组成部分

民营口腔诊所也被称为个体诊所，很多诊所的规模也相对很小，但口腔诊所的工作内容与大的医疗机构几乎没有太大的差别。医师不可能一个人包揽所有事务，需要团队协作。因此，无论从何种角度看，每一位诊所工作人员的作用都是十分关键和重要的，是保持诊所正常运转必不可少的一个部件。

椅旁口腔护士的工作使得口腔医师安全、高质量地完成对患者的治疗成为可能。洁牙师为患者提供优质的口腔保健和宣教。前台接待员是诊所的名片，他们是第一个和患者在电话中或在诊所交谈的人，从他们身上患者获得了对诊所的第一印象，而第一印象往往是至关重要的。诊所收费人员负责诊所诊疗费用的收取，态度亲切、手脚麻利、工作认真仔细，会增加患者对诊所总体的良好印象。

美国的一项统计表明，将近 80% 对口腔诊所的投诉是因为患者对诊所的非临床治疗部分不满意。很多时候诊所工作人员和患者打交道的时间比口腔医师还要多，所以他们的工作对提高患者的满意度，减少投诉或法律诉讼起着非常重要的作用。

二、员工的表现代表整个诊所的形象

患者选择某个诊所就诊，不仅期望与诊所的口腔医师保持良好合作的关系，同时也愿意和诊所其他工作人员发展融洽和谐的关系。

　　口腔医师、前台和诊室护士、收费人员甚至保洁人员，都有可能影响患者对诊所的整体体验。口腔医师和诊所其他工作人员之间的互动及其与患者的沟通，体现了他们的整体职业素养和关系的融洽程度。诊所的日常工作，如前台工作人员接电话，工作人员相互之间的相处情况，患者预约就诊时间的选定，回答患者的问询，向患者交代注意事项等都是增加和保持患者对诊所整体满意度的重要因素。而新患者对诊所的评判在他们刚刚进入诊所大门就已经开始了。这种评判持续在患者就诊治疗的全过程，所有工作人员的表现都会影响患者心目中对诊所的评判结果。

三、诊所员工更容易和患者沟通

　　很多时候患者因为对自己的主治医师比较敬畏，会产生一定的距离感，而诊所的其他工作人员在这一方面可以很好地予以弥补。好的员工会察言观色，知道如何更好地和患者交流，取得他们的好感和信任。相较于医师，患者和其他工作人员相处会令他们感觉更加平等，很多时候更愿意向他们敞开心扉，从而使医师能够更加详细确切地了解患者身心的实际健康状况，以及他们内心的一些真实想法。基于同样的原因，诊所护士或其他工作人员可能更容易帮助患者缓解其对口腔治疗的恐惧心理，在检查诊断治疗过程中，更能成功劝导患者更好地听从医师的指示，使其更主动配合相关的治疗。

四、优秀的员工团队可以减少发生医患矛盾的风险

　　诊所全体员工共同努力，让患者在事先约好的时间得到医师的

诊治。在诊疗过程中医师和护士专心致志，有条不紊，操作娴熟专业，大致在预定的时间内完成计划进行的诊断或治疗。诊所员工可以亲切地随口叫出患者的名字。员工和患者交谈时总是面带微笑，说话声音柔和，语气令人愉悦。一个热情的握手，一张温暖的笑脸等都让患者看到了一个团结向上的团队、一个专业有效率的诊所，而这些都是无形的风险管控的有效手段。

第二节 ┃ 口腔医师和诊所员工的关系

口腔医师和诊所员工的关系也是影响诊所营运成功与否的关键之一。

1. **医师和员工之间要互相尊重** 员工要尊重医师，不仅因为他们是诊所的拥有人，是自己的老板；还因为医师有更高的教育程度、丰富的临床知识和经验。而更重要和更难得的是医师也要尊重员工，尊重他们的辛勤工作，以及在他们职责领域内的知识和经验，而这些有可能是医师并不具备的。

2. **医师和员工之间要互相信任** 只有具备了相互尊重，才可能有相互的信任，而相互之间的信任是使两者合作凝聚的纽带。医师和员工之间没有了信任，两者的关系不可能长久维持。要真正做到用人不疑，疑人不用。比如医师对诊所收费人员每一笔收账都查问核实，不仅让自己变得更忙，员工也会感到束手束脚，感到不被尊重和信任。如果情况持续或恶化，员工辞职只是迟早的事。

3. **医师和员工之间要互相真诚** 诊所就像一个大家庭，医师和员工就像家庭成员，彼此之间要真诚对待对方。尽管医师和员工实际上是雇主和雇员的关系，但两者目标是一致的，利益也是共同的。如果一方在工作中存在问题，另一方碍于面子，不想伤害对方或担心对方生气，而不去实事求是地指出来，久而久之会对诊所的工作产生负面影响，同时也会使两者之间的信任逐渐丧失。刚开始和对方沟通时可能忠言逆耳，让对方感到不快；但如果出于好意，态度足够真诚，对方最终会理解并接受。

4. 医师和员工要善于沟通　在相互沟通时一定要注意方式方法，尽量用对方能够接受的形式，并让对方充分体会到你的真诚和善意。另外，相互交流一定要注重场合，避免他人在场。比如，医师对前台护士接待患者的方式和态度不太满意，一种方法是医师在开诊所员工会议时提出这个问题，并要求前台护士应该如何做；另一种方法是将前台护士叫到医师办公室，告诉护士在接待患者时应该做哪些改进并且说明理由，并询问护士是否有更好的建议，以利于今后把前台接待工作做得更好。第一种方法很明显会让该护士难以接受，也伤害其自尊；而后一种方法不仅清楚地让护士明白其工作没有达到诊所的要求，但医师态度真诚，而且指出了问题所在，给对方足够的保护和尊重，让员工更有动力和热情去改进自己的工作。

第三节 | 诊所员工可能给营运带来的风险

一、口腔医师需要负连带责任

诊所员工在工作中发生任何失误或疏忽给患者造成伤害，口腔医师都要负直接或连带的责任。患者一般不会持续纠缠引发问题的员工，最后往往将责任归咎到医师和诊所。在临床治疗过程中由于护士工作时不够专心，没有很好地配合和协助医师的操作，最后造成患者的意外伤害。这种情况尽管客观原因是由于护士工作失误引起，但医师在诊疗过程中没有尽到指导监督的义务，还是应负主要和直接的责任。如果因为工作人员工作不到位、服务不周全，而最终和患者发生冲突或给患者带来不该有的并发症或不良反应，口腔医师仍然应该负连带的间接责任。

二、员工的工作与诊疗质量密切相关

患者初次到诊所就诊，在与诊所前台接待人员交流互动后，因为不满意他们的服务而直接转身离开的情况并不少见。可见诊所员工的工作表现多么重要，它与诊所的兴旺发展息息相关。对于前来就诊的患者而言，诊所的每一位工作人员都是诊所的代表，员工的工作与诊所的诊疗质量密切相关。

诊所很多日常工作是由员工独立操作完成，医师再严格和认真，也不可能对员工负责完成的所有工作进行完全仔细的监督和检查。例如诊所平时使用的诊疗器械很多是在严格消毒后反复使用的，而这部分工作完全由护士操作完成。如果护士没有严格按规定进行操作，本来应该安全无菌的器械就可能成为传播其他传染性疾病的来源。万一患者因此传染上肝炎、艾滋病等，诊所和医师要承担严重后果。再比如医师为患者做全口义齿，取完藻酸盐印模后由护士灌取石膏模型，若该护士缺乏责任心，没有及时完成医师交代的任务，等印模干燥收缩才进行石膏模型的灌制，可以想象由此制作的义齿一定是不合格的，患者在配戴过程中肯定会出现很多的问题，甚至需要返工重做。发生的这一切，患者会将所有问题全部归咎于医师，从而对诊所和医师的诊疗质量产生质疑。

三、员工的问题容易被忽视

诊所医师除了日常的门诊工作外，还要负责诊所的营运和其他事务。人的精力是有限的，我们不可能每天关注到诊所各个方面。诊所会有一些贵重精密的检查治疗器械，可能会被没有责任心的员工损坏，给诊所带来经济损失，而很多情况下也无法找到直接责任人；诊所每天都有一定的现金收入，不是每个人都能抵抗金钱的诱惑；诊所可能会有一些有权、有钱的患者，某些员工可能会背着诊所同事，打着医师、诊所的旗号给自己获取金钱或感情上的利益，甚至干违法乱纪的事情等。

四、医师和诊所其他员工的感情纠葛

口腔医师和诊所员工在工作时需要密切配合，在一个相对较小的工作环境朝夕相处，时间长了很容易萌生情感或恋情。美国近期的一项调查发现在每 5 位牙医中就有一人曾经或正在和诊所的员工约会。如果双方都是单身，正常恋爱无可厚非，对诊所的经营和发展可能还是件好事。但如果有一方或双方是有家庭的，这种恋情不仅违背社会家庭伦理道德，而且如果处理不好，当事人还会受到经济和名誉上的损失，甚至可能毁掉自己的职业生涯，诊所也会被连累。

医师都受过高等教育和专业训练，得到员工的欣赏、崇拜也是很正常的。有的员工可能觉得医师收入较高，加上对医师职业的欣赏和个人的崇拜，很自然陷入情网。双方刚刚开始时都是无比美好的，但一旦发生矛盾，感情破裂，很多情况下结局都很悲惨。如果员工一方本来目的就不纯，往往不会轻易善罢甘休，会严重影响诊所的正常工作以及医师的名誉和形象，因此诊所医师和员工感情纠葛也是应该注意防范的营运风险之一。

作为口腔医师可以参考以下方法，防范类似问题的发生。

1. 平时工作中注意自己正直的形象，洁身自好。既要平易近人，不摆医师架子，又要注意自己的身份，不和员工打打闹闹，开一些不恰当的玩笑。

2. 在平时聊天谈话时，经常提到自己的另一半和孩子。在自己的办公室可以摆放一些家庭成员的照片。

3. 不要单独和异性员工外出吃饭、游玩、看电影等。

4. 需要和异性谈话时，要选在上班时间，最好有第三者在场。

5. 诊所公共活动区域安装录像监控设备。

6. 如果有员工主动示爱，应明确予以拒绝，不能态度暧昧含糊。

当然也有一些道德品质不良的医师主动骚扰自己诊所的工作人员，性骚扰在职场较为常见。所谓性骚扰是指在对方不愿意的情况下，用给予经济、职位的好处或用威胁、恐吓的方法满足自己的性要求。它包括身体的不当接触或目光的恶意窥视，或语言的暗示挑逗等。它可以是对异性，也可以是对同性。有这种问题的医师应注意加强自身的道德修养，洁身自好。如果不及时改正，不利于诊所的健康发展，也很容易引起家庭矛盾和纠纷甚至法律诉讼。

五、员工之间发生的矛盾

在诊所的日常营运过程中，很多医师往往十分注意处理医师和员工之间关系，而忽视了员工和员工之间的关系。员工之间工作的配合度较高，他们之间的矛盾会直接影响诊所的正常运作，给诊所工作带来不利影响。由于员工和员工之间的相处较员工和医师之间更加随意任性，关系更加平等。但工作中却相互竞争，在升职加薪上有冲突。如果再加上自私、嫉妒等成分，工作中很容易发生各种摩擦和矛盾。有的甚至在工作中故意给对方使坏，直接影响诊所的工作，并带来相应的风险和隐患。

医师平时除了要注意监督检查诊所员工的工作外，还要留心员工之间的互动情况，注意他们之间讲话的态度和语气，发现情况及时介入。可以通过和双方分别谈话，了解事情发生的原由；鼓励双方真诚交换意见，首先检讨自己的错误并向对方道歉，彻底化解矛盾和不愉快。这样不仅会避免今后类似情况的发生，而且会加深相互之间的理解和友谊。对于个别经常和诊所不同工作人员发生矛盾、挑事闹事、不合群的员工应考虑予以辞退。

第四节 | 诊所员工与营运风险的管控

一、风险的预防从招聘开始

由于我国口腔市场竞争日趋激烈等外部原因，以及民营诊所经营管理具有特殊性等内部原因，员工的流动是非常正常和不可避免的。诊所营运的初期员工流动往往比较频繁，但经过一段时间的优胜劣汰，会逐渐形成一个由优秀员工组成的比较稳定的团队。生手经过训练可以成为熟手，不会的东西可以学会，谈话的技巧通过学习可以得到提高，但善良、诚实、勤奋等优秀品格是无法训练出来的。因此招聘到好的员工，对将来诊所的发展进步至关重要。

1. 招聘员工的方法 可以在报纸、电视、网络发布招聘广告，广告要详细列明招聘的条件、工作的内容和要求以及相应的工资待遇。也可以直接从相关的专业技术学校招聘，由学校和老师推荐。另外，比较直接有效的是从医师认识的曾经从事过待聘职位的人员中挑选。

2. 由简历进行初步筛选　首先从收到的应聘者简历中，筛选条件与待聘职位要求最接近的几位候选人。但对那些没有特殊原因，在短时间内频繁多次更换工作的应聘者要格外小心。有些应聘者会随简历附带推荐信等其他有关资料，对于这些资料要认真分析，不能全信，也不能全不相信。

3. 电话交谈　与通过简历筛选出来的候选人进行一对一的电话交流，进一步询问招聘者想知道但简历中没有包含的有关信息。通过交谈可以直接了解应聘者说话的态度、回答问题的方式、反应的速度、谈话的技巧等。电话交流以后，将不满意的应聘者予以淘汰。

4. 招聘面试　面试是招聘员工的必要程序。一般情况下，面试以后招聘者已经能够大致确定目标人选。在面试之前，负责面试的人员应重新仔细审阅将要面试的应聘者的简历和推荐信等相关材料，并提前准备面试时的提问。面试过程中，招聘者和应聘者有了面对面的接触，通过应聘者的言谈举止、肢体语言、眼神的接触等，可更加直观了解应聘者的全面情况，对其是否能够胜任招聘职位会有更精确的判断。

5. 工作试用　在面试结束后，挑选其中最满意的 2～3 人到诊所试用 1～2 天，进一步考察应聘者的实际工作能力、语言交流能力、对新环境的适应能力和对新技能的学习能力等。另外，也给应聘者实际了解诊所工作环境的机会，提供其与诊所其他员工合作交流的机会。只有彼此双方都互相满意才能相处融洽，合作才能更愉快长久。

6. 背景调查 联系候选人的原或现工作单位，了解其工作期间的表现，获取他们对应聘者的评价，并确认其离职的原因是否和应聘者本人的说法一致。如果需要还可以进行其他方面的背景调查。特别注意的是，只有在基本决定雇用该应聘者并得到其同意后，才能进行背景调查，否则可能会给应聘人在目前单位今后的工作带来一定困扰和负面影响。

7. 签订试用期工作合同 在决定录用新员工后，招聘负责人要再次和新员工谈话，确认其职位、工作性质和范围以及试用期的工资和福利待遇。新员工需要签署试用期工作合同及其他有关的文件。试用期一般是 3 ~ 6 个月，规定在试用期满前如果有一方不满意，可以随时终止合同。

8. 签订正式工作合同 待新员工试用期满后，诊所全体医师和工作人员对新员工在试用期间的综合表现予以考核评判，结果满意的双方签署正式的工作合同。由诊所的法人代表和被聘的员工签署工作合同，合同中应明确规定诊所和员工双方的责任、义务、权利和待遇等。

二、留住优秀员工，和他们建立长期的合作关系

调查发现，一旦患者对一个诊所比较满意，没有特殊情况他们一般不会更换到其他诊所。同时，他们喜欢到诊所就诊时看到自己熟悉的医师和护士。频繁更换员工，让患者经常在诊所看到生疏的面孔（尤其是前台工作人员），会给人感觉陌生不亲切，而有诊所不稳定、不令人放心的印象。因此保持一个相对稳定的优秀的员工队伍，是诊所健康发展所必需的。

1. 尽量给员工提供有竞争力的工资和其他福利　了解本地区同样工作人员的工资区间，尽量给优秀员工在区间高位的工资，并给予尽可能多的各种福利。好的员工是诊所最重要的资源，不要轻易失去。好的待遇让员工有一种自豪感和归属感，他们会把诊所当作自己的另一个家。另外，给员工的工资待遇要尽量公平，有关工资方面的信息是员工之间最喜欢打听的，不可能做到真正保密。如果太不公平，会严重影响其他优秀员工的工作积极性。

2. 为员工提供良好的工作环境　工作环境是员工除工资待遇以外最注重的就职要求。工作环境主要指两个方面：一是指诊所环境，装潢大方优雅、空间设计合理、窗明几净、宽敞舒适的工作环境会让员工心情愉悦；二是指人事环境，诊所其他工作人员热情谦和、真诚豁达、乐于助人，非常易于相处，诊所管理者公平对待每一位员工，对员工真诚客气，以身作则。在这样的环境下工作，再加上好的工资待遇和福利，员工是绝对不会轻易离职的。

3. 尽可能给员工提供专业上学习发展的机会　支持诊所员工的继续教育，鼓励他们学习相关专业的新知识和技能，帮助他们付部分或全部的学费。因为他们学到了新知识，掌握了新技能，最后回馈诊所和诊所的患者，使诊所和患者受益。

4. 尽可能满足员工对工作时间的要求　有的员工因为家庭情况发生变化，无法继续全职工作或必须迟到或早退，若确实无法克服，对于优秀的员工，可以给他们半职工作或弹性工作时间。一旦其家庭情况好转，他们会很乐意恢复以前的工作时间。但如果不给一点通融，员工很可能只能选择离职，而离职后再回来工作的机会要小很多，因为优秀的员工到任何地方都会受到雇主的欢迎。

5. 提供一些经济上的奖励措施　诊所收益提高是全体工作人员共同努力的结果，要和他们一起分享事业的成功。比如每月完成一定的预定目标，可以给全体员工一定的经济上的奖励；员工介绍一个新患者，也可以按规定给予一定的奖励，这样可以有效地提高员工的工作积极性。可是人对物质、金钱的追求往往是无止境的，长久提高员工积极性的方法是找到每个员工工作积极性的激发点，并提高对他们的信任度，借用适当的金钱物质奖励，逐渐增加他们作为诊所主人翁的意识，最终自觉自愿将自己的利益和诊所的利益紧紧联系在一起。

在对诊所员工的待遇方面，对优秀员工要给予额外的表扬和奖励，但这种表扬和奖励也要有技巧，讲究方式和方法。如果使用不当，不仅不能起到激励促进的作用，反而会适得其反。在决定哪位或哪些员工受到奖励时，一定要非常公正公平，最好提前制定一定的要求和标准，让事实和数据说话，让所有员工心服口服。否则会挫伤其他员工的积极性，人为制造员工之间的矛盾和关系紧张，让被奖励的员工受到压力，甚至会被其他员工排挤孤立。

6. 了解员工内心的真实想法　通过和个别员工私下交流，了解他们内心的真实想法和特殊需求，只要合情合理，在条件允许的情况下可以尽量给予满足。这样他们工作会更有热情和动力，更加全身心投入诊所的工作中。

事实上，优秀的员工都是诊所的宝贵财富，同时他们也是其他诊所想方设法招揽的对象。如果诊所的管理者不好好珍惜他们或者在诊所的管理上发生失误，优秀的员工往往是最先离职的。因为优秀的员工往往有责任心、上进心，看不得诊所管理混乱。当诊所出现问题，而诊所的医师却视而不见，或者知道后并没有或者并不想及时改进纠正时，他们会选择离开。而他们从有离职的想法到找到下一个雇主的时间是很短暂的，因为他们比其他员工拥有更多的资历和选择。换句话说，留给管理者挽留他们的时间和机会并不多。

优秀员工的离去并非突如其来，事实上他们对诊所工作的兴趣是被逐渐消磨殆尽的。因此对于诊所的优秀员工除了做好上述几点外，要经常和他们分享诊所的有关信息，征求他们的看法和意见，向他们介绍诊所将来扩展的计划，描绘诊所发展的蓝图，以及他们在这些过程中能够起到的作用。让他们有主人翁的感觉，提高他们工作的兴趣和积极性。

在平时的工作中，对表现差的员工要及时批评、处罚甚至辞退，如果容忍他们的不良行为，会拖累其他员工。

三、诊所员工例会

定期的诊所员工例会是激励员工以及和员工交流的最好机会，针对工作中出现的问题，在例会中讨论解决，利用例会使诊所营运更加顺利。一般诊所例会 1 周 1 次。

1. **开会地点** 一般选择员工休息室，有条件的可以在专门的会议室，可以提前准备一些茶水和零食。总之，例会应该在放松舒适的环境和气氛中进行。

2. **开会时间** 一般选择一周的开始，星期一或星期二，不要选择星期五。开会的时间最好在早上诊所还没有正式开诊之前或下午下班以后，开会期间不要有患者或电话打扰。如果没有特殊情况，会议时间不要太长，一般应该限制在 1 小时以内。

3. **会议内容** 会议内容包括过去一个星期的工作总结，诊所近期出现的一些问题以及讨论解决的方法，下一个星期的工作安排（比如有员工请假、人员和工作岗位的调整等），预定的目标以及其他的通知等。

4. 鼓励员工集思广益，畅所欲言，发挥集体的智慧和力量。

5. 会议不要针对特定的个别员工进行批评和指责。

四、制定明确严格的规章制度和岗位职责

诊所要有明确严格的各项规章制度以及奖惩规定，让员工清楚了解。比如诊所的营运理念、人事制度、工作时的着装要求、上班下班的时间规定、请假制度以及有关的法律法规等。

员工的岗位职责包括特定岗位的基本要求、工作内容、工作目标和考核标准等。员工的岗位责任也不是固定不变的，应该根据诊所的发展和工作人员组成的变化而进行相应调整。在员工的岗位职责规定中要注意设定该岗位的工作目标，让员工明确自己努力的方向。另外在检查员工的工作时也有据可依。

如果发现员工违反诊所有关规定，可以根据情节给予口头或书面警告。如果屡教不改，在一定时间内有超过一定次数的警告（一般连续6个月之内有3次以上书面警告记录或5次以上口头警告），可以考虑启动辞退程序。如果员工违反诊所某一规定而受到口头警告，但很快又再次违反同一规定，则给予书面警告，第三次违反则考虑予以辞退。

五、员工的培训和监管指导

员工的培训不是仅限于新员工，应该贯穿在所有员工聘用的整个过程。而优秀的员工也会珍惜这种机会，乐于不断让自己提高和进步。员工的培训包括在诊所以外的机构学习专业讲座和继续教育、诊所平时的培训和员工例会，以及推荐他们阅读有关书籍和文章等。员工了解得越多，掌握得越多，能够胜任的工作就越多，给

予诊所和患者的帮助也就越多。同时，他们也更容易发现诊所各项工作中存在的问题，并有能力独立解决。诊所的管理者则应在更高的层次，更全面地依据诊所的各项规定，监管和指导员工的工作，及时发现问题、及时指出、及时处理，做到防微杜渐，争取把各种隐患消灭在萌芽中。

六、保存员工工作档案

诊所应该给每一位员工制作工作档案，保存员工所有的聘用资料以及签署的文件，年底或年中的个人工作总结以及诊所的考核评议结果，还有员工的奖惩记录等。这些都可作为员工今后升职、加薪或解聘时的依据。

七、解聘前的风险评估和应对

如果员工因为个人或其他原因主动辞职，诊所应热情欢送，对员工以往在诊所的辛勤工作和给诊所做出的贡献表示感谢，并酌情赠送纪念品或奖金，并承诺如果需要，会为其以后的再就业提供帮助，比如写推荐信或再次聘用。

如果员工多次违反诊所的各种规定，经谈话警告后仍不改正；或有其他重大疏忽，给诊所或患者造成严重损失或伤害；或被发现有欺诈、偷窃诊所或其他员工财物等违法行为，应立即予以辞退，并根据情况决定是否报告执法机关。这种辞退方式有可能给诊所的营运带来一定风险，当然这种风险的大小因人而异，因事而异。但是适当的评估和防范是应该的，处理不好有可能给诊所的工作带来困扰，或发生法律纠纷。

在启动辞退程序的过程中还要注意以下问题：

1. 确定辞退有充足的理由。

2. 辞退前和该员工谈话时要有第三人在场，可以是诊所的经理或其他管理人员。谈话时要给予对方充分尊重，不要用任何粗鲁、贬低性的语言。

3. 好聚好散，承诺不对外（包括诊所其他工作人员）张扬其离职原因。

4. 如果该员工有诊所的钥匙，应及时收回。如果需要应更换门锁。

5. 如果辞退的是前台护士，应立刻更改存有患者敏感信息和诊所资料的计算机开机密码。

6. 付清其剩余的工资或应得的福利。解雇金不是必须的，但适当的解雇金可以赢得被解雇员工的好感，从而降低发生纠纷的风险。

辞退不合格的员工对诊所的正常营运和健康发展是必须的。如果发现聘用了不合格的员工，而且经过批评教育，该员工仍置若罔闻，我行我素，应考虑尽快予以辞退。如果听之任之，会影响其他员工的工作热情，继而影响诊所的正常工作。

第九章

美国牙科医师伦理规范简介

除了政府有关部门加强监督监管，进一步规范法律法规外，对口腔执业医师的医德伦理教育也是提高医疗质量，和谐医患关系，减少医患矛盾的重要方面。

虽然各个国家由于文化、传统等方面具有差异，但人类对于道德规范的认知具有广泛和普遍的共性。美国在口腔医学教育、临床治疗和基础研究方面在世界领先，其牙科市场也相对更加成熟和规范。他山之石可以攻玉，学他人之长以补己之短，是我们快速进步提高的有效方法。

2020年美国牙科协会（American Dental Association）发布了新版 *Principles of Ethics & Code of Professional Conduct*（《道德准则与专业行为守则》），对在美国执业的牙科医师的临床职业道德伦理提出规范和准则，本章将其归纳总结，供国内同行参考。

美国牙科协会制定的牙科医师职业道德伦理准则包括患者自主原则（patient autonomy）、不伤害原则（non-maleficence）、患者利益原则（beneficence）、公平正义原则（justice）以及诚信可靠原则（veracity）五大部分。要求所有牙科从业人员自觉遵守，执行高标准的职业道德伦理规范，并贯穿从初期的牙科教育至以后整个牙科职业生涯的始终。

第一节 | 患者自主原则

牙科医师必须充分尊重患者的自主决定权及其个人隐私。

一、患者的参与

执业医师有义务根据患者的意愿，在其可以接受的治疗范围为他们提供优质的服务，并保护其个人隐私。因此牙科执业医师的首要义务应该是以患者能够理解的方式，向其交代拟定的治疗方案以及其他的各种替代治疗方案。让患者直接参与治疗计划的制定，综合考虑患者的需要、意愿以及能力，在充分保护患者个人隐私的基础上，确定最终的口腔治疗实施方案。

以患者能够理解的方式就是根据患者的受教育程度和理解程度，用其能够理解的语言和词汇，并结合图片、模型、多媒体等方式，让患者充分理解各种治疗方案的优缺点、大致过程以及可能的预后等，牙科医师不应该将自己的主观意愿强加给患者。

口腔治疗有其特殊性，往往有多种不同的治疗方法和选择。我们面对的是患者而不是具体的病例，因此即使两位患者的口腔疾病情况完全相同，但因为他们全身健康情况不同、经济收入不同、生活方式不同等，口腔医师给出的治疗建议也应根据具体情况而有所不同和侧重。口腔医学不存在绝对的最佳治疗计划。对特定的患者而言，能够解决他们的实际问题，在综合患者意愿、身体条件、经济能力等方面找到最佳平衡点，就是该患者的最佳治疗计划。

二、病历的记录

牙科医师有义务保护患者所有的就诊记录。当患者本人、其他牙科（专科）医师或口腔医疗机构提出要求，牙科医师有向他们提供有利于患者今后治疗的相关信息资料的义务，包括目前所有的临床治疗记录、X线片等。这种服务可以是免费的，或酌情收取合理的费用。即使患者仍有欠费情况，这种要求也不能被拒绝。对于记载患者敏感信息诸如人类免疫缺陷病毒（HIV）检查结果、药物化学依赖情况以及性倾向等身体健康资料，在提供给另一方之前，必须得到患者的书面同意。

除了牙科医师主动转诊外，很多时候患者要求复制诊疗记录是因为各种原因想更换另外的牙科医师 / 诊所就诊。即使了解这种情况后，也不应该对患者的要求进行拖延或刁难。

第二节 | 不伤害原则

保护患者免受伤害，让患者得到尽可能好的治疗是牙科从业人员的责任。

一、加强继续教育，了解在专业方面的不足

作为一名牙科医师，应不断加强继续教育，及时更新知识，学习新的技术。同时，应该了解自己在专业方面的不足和局限，对于超出自己能力范围的复杂病例，应联系其他专科医师进行咨询和会诊，或及时转诊到别的专科医师或大的口腔医疗机构。另一方面，接受会诊或转诊的专科医师 / 口腔医疗机构在完成了相应的会诊或治疗后，应将患者及时转回到原来的牙科医师/诊所，进行后续的口腔保健和治疗。而不应该用任何方法让患者留在自己的诊所 / 机构进行后续治疗，或进行其他与此次会诊 / 转诊无关的任何治疗，除非患者明确表达不愿意回到以前的牙科医师 / 诊所。如果患者不是由全科牙医转诊而来，提醒患者需要进一步的牙科保健和治疗，则是专科医师的职责。

二、聘用合格的助理人员

牙科医师有义务聘用合格的助理人员（洁牙师、牙科护士等），并严格监督指导相关人员的临床工作，尽可能为患者提供全方位的优质服务。

三、及时报告成瘾或精神问题

禁止牙科医师在使用有可能影响其工作的管制药物、酒精制品或其他化学品的时候从事牙科临床工作。一旦发现有此问题，应及时进行劝阻，并有义务向上级主管部门举报。如果牙科医师患有某种疾病，并可能对患者或其他同事不利或造成伤害，经精神科等有关医师或主管部门批准，可以限制此牙科医师的工作范围，确保其不会对患者和工作同仁造成伤害。

四、及时报告诊所感染个案

牙科医师有义务立即通知任何有可能在牙科诊所遭受血液或其他感染源感染的患者进行后期的追踪观察，并立刻将该患者转诊到提供相关服务的医疗机构。如果牙科医师本人是感染源，则有义务将本人疾病情况提供给相关机构，以利于对有可能遭受感染的患者进行评估。

五、有责任保证患者的口腔健康

在没有给予患者足够的时间寻求其他牙科医师的情况下，不应该停止已经进行的口腔治疗。在工作交接过程中，该牙科医师仍然有义务继续提供必要的服务，以保证患者的口腔健康不会受到损害。

六、不鼓励和患者建立进一步的私人关系

道德伦理准则还建议牙科医师应避免与患者建立进一步的私人关系，因为这有可能会影响牙科医师的专业判断能力，也有增加利用患者的高度信任获取个人利益的风险。

第三节 ｜ 患者利益原则

牙科医师有义务增加患者的福祉和利益。牙科从业人员应本着与人为善的原则用自己的知识、技术和经验为口腔患者和普通大众服务，以提高他们的口腔健康水平，并以此赢得人们的尊重。

一、鼓励共享研究成果

牙科医师应该将自己对保护和促进公共口腔健康有帮助的研究成果与他人共享。牙科医师可以拥有自己的专利权和著作权，但不能以此限制他人的科学研究和临床工作。

二、有责任报告可疑的虐童个案

牙科医师有责任了解因虐待和失职造成个人伤害的外观表现，并将发现的可疑个案报告有关部门。例如牙科医师在口腔诊所发现

就诊的儿童身体有明显的皮肤瘀青或伤口，可能因为被虐待殴打所致；或者有明显营养不良的临床表现，口腔卫生情况极差，牙齿大面积严重龋坏，可能因为父母或监护人疏于照顾，没有尽到责任而造成，应及时向警察或社会福利部门报告。

进行此类举报应十分慎重，万一举报错误，不仅会给被举报者和自己带来不必要的麻烦，也会造成医患之间的对立和矛盾。因此在举报之前，在以患者利益为第一考量的基础之上，和患儿家长充分沟通，了解背后的原因，根据伤害的严重程度、家长配合改进的意愿等具体情况进行综合判断，再决定进一步的行动。

三、以身作则，树立榜样

牙科医师作为口腔诊所的领导者，应以身作则，为别人树立良好的榜样，并有义务为整个工作团队提供良好的工作环境，互相尊重、彼此合作、共同努力，为患者提供优质的口腔医疗服务。

第四节 | 公平正义原则

牙科医师有义务公平待人。牙科从业人员应该公平公正地对待患者、同事。牙科医师最重要的是公平公正地处理与他人的关系，在口腔医疗服务过程中没有任何偏见和歧视。

一、对待患者一视同仁

牙科医师有义务为所有需要的人提供服务，不能仅仅因为种族、宗教信仰、肤色、性别或国籍等原因拒绝治疗。同样，若因为患者是 HIV、乙型或丙型肝炎病毒携带者，或者患有其他经血液传播的传染性疾病而拒绝治疗，也是违反职业道德的。总之，牙科医师应对所有患者一视同仁，不能区别对待。

二、急诊服务

如果需要紧急求助，牙科医师有义务对自己的患者做好适当的安排。诊所应该在非工作时间的电话语音留言中留下牙科医师或诊所相关人员的手机号码或其他紧急联系方式。另外，还要提醒患者如果有危及生命的紧急情况，不要等待，应立即拨打公共紧急求助电话以寻求帮助。

三、实事求是的陈述

如果发现其他诊所的牙科医师在临床治疗中有经常性的过失或非常明显粗劣的工作，牙科医师有义务向当地主管部门报告。但对该患者则只能如实陈述现有的口腔问题，而不应对其以前的牙科医师或牙科治疗有任何诋毁性的负面评价。牙科医师应该实事求是地告诉患者目前的问题，以及针对这一问题的治疗方案，并对可能的预后进行解释说明，而不能当面批评患者以前的牙科医师或诊所的工作，更不能加以渲染。

对于同一牙科疾病的治疗，可以有不同的方法和途径，在不同的时间处理的方法也可能不同。在不了解当初具体情况的前提下，不能因为其他牙科医师采取了不同的治疗方法，而向患者暗示或传达以前的诊断或治疗属于误诊、误治的信息。另外，没有依据地对其他同行不恰当、不负责任的批评也可能给自己带来法律上的麻烦。

四、专家证词

牙科医师有些时候需要在某些司法行政诉讼时，提供专业方面的证词，但如果主动要求或同意在赢得官司后，换取经济利益的行为是违反伦理道德的。

五、回扣和提成

牙科医师在与患者以外的第三方商业活动中收取回扣和提成，应被禁止，甚至是违法行为。

第五节 ｜ 诚信可靠原则

牙科医师在与人交往的过程中应保持真诚可靠。牙科从业人员有责任在与他人交往时诚实可靠。在此原则下，牙科医师在医患关系中应建立自己可信赖的形象，真诚与人交往，不欺骗别人，并保持理性的品质。

一、关心患者

牙科医师对患者的关心不应该有任何虚假和误导的成分。
临床上以去除有毒材料为理由，为对银汞充填材料并不敏感的患者更换口内银汞充填体的行为，是不恰当和违反伦理道德的。牙科医师推荐和实施的诊疗手段，应建立在广泛认可的科学理论和实验基础之上。

二、服务费用

牙科医师在收取服务费用的过程中不应有虚假和误导。有些牙科医师用不收取保险公司不负担而需要患者自己负担部分的费用等方法吸引患者。还有一些牙科医师对有牙科保险的患者故意提高收费标准，以此多从保险公司收取保险赔付，换取经济利益或因此少收患者应该负担的部分以此取悦患者等行为，是违反口腔伦理道德的。另外值得注意的是，有的牙科诊所为了吸引患者而提供优惠计划，但如果优惠的价格过多地低于附近地区同种治疗服务的价格范围，导致同行的利益受到影响，也是不值得鼓励的。

牙科医师向患者推荐或实施非必要的服务和治疗，或者为了获取自己的经济利益，在呈报保险过程中更改完成治疗的时间，提供关于实施牙科治疗的不实信息等，都属于保险欺诈，是严重违反伦理道德的。

三、利益冲突声明

牙科医师在发表文章、进行演讲或其他公开场合展示教学或研究结果时应向读者或听众发布利益冲突说明，即明确表明是否从其中的相关机构或公司获取任何形式的经济报酬。

四、医疗设备和治疗手段

牙科医师有责任向有关部门报告患者对药物或口腔医疗设备有不良反应的可疑案例。牙科医师或诊所人员向患者推销医疗产品或口腔治疗，应注意不能为获取经济利益而损害了医患之间的相互信任，不能夸大产品的价值和必要性。对于与健康相关的产品，牙科医师不能仅仅偏信厂商代表对产品安全性和功效的说辞，应进一步了解事实真相，确认这些产品有可靠的科学理论依据和研究基础。牙科医师在患者购买某种产品之前有责任介绍所有相关信息，包括在其他哪些地方可以买到相同产品，以及牙科医师是否从中得到经济利益等。

五、发布广告

牙科医师在发布广告的过程中不能含有任何虚假和误导的内容。

牙科医师署名公开发表的口腔健康文章、信息和新闻通讯应真实说明资料来源和作者。任何对实际情况不实和片面的陈述，故意夸大未经证实的功效、疗效或其预期以达到吸引公众的目的，广告宣传中包含未被证实的治疗和技术比其他牙科医师更好、更有效的内容等，无论是清楚表达或隐晦暗示，均属于欺骗和误导。

随着现代科技的发展和普及，人们越来越普遍使用网络寻找需要的资讯，牙科医师也越来越多地将介绍自己诊所以及服务项目等内容的广告和资讯投放到网络，以扩大宣传范围和效果。这种行为同样受到与普通平面广告宣传相同的伦理道德约束。

六、虚假学历、学位

牙科医师伪造学历、学位的行为是违法的。牙科医师尚未正式得到的学位也不应该出现在广告宣传中。美国牙科协会在规定中表示，牙科医师在对外宣传中使用与医学健康无关的学位和头衔也属于误导行为，因为这些可能加重医师在患者心目中的分量，而这些学位与头衔和牙科医师执业的资格、资历以及水平没有任何关系。这些未正式授予的学位，与医学健康无关的学位以及由会员组织指定的得奖等情况，应只限于在发表科学论文以及个人简历中使用。

七、诊所名称的使用

诊所的名称很多时候可以成为影响患者选择诊所的因素之一。冒用其他诊所的名称，以及冒用其他牙科医师的名义是不道德的。但经过同意，继续使用已经离开该诊所的牙科医师的名字是可以的，但一般不能超过 1 年。

八、牙科专科医师

除牙科全科医师外，美国牙科协会目前设有 9 个口腔专科，其中和口腔临床关系更加密切的专科医师有：儿童口腔科医师（pedodontist）、牙体牙髓科医师（endodontist）、口腔颌面外科医师（oral and maxillofacial surgeon）、口腔正畸科医师（orthodontist）、牙周科医师（periodontist）和口腔修复科医师（prosthodontist）。

专科医师的工作只能限定在相关专业领域，因此专科医师在完成相关治疗以后必须将患者转回给以前的全科牙医。

　　当然，普通牙科医师根据自己的相关训练和能力，可以向自己的患者提供部分专科方面的治疗服务，但应该以普通牙科医师的名义，而不能向患者宣称或暗示是这方面的专业医师。

　　除美国牙科协会以外，美国其他各州的牙医学会和有关机构对执业牙医在口腔医学伦理道德上，都有较为明确详细的规范，要求所有执业牙医严格对照执行。一旦发现违规，根据情节严重程度，可以有警告批评、暂时停止甚至永久终止执业资格等处罚。

第十章

临床实例及分析

风险的管控和应对就是对可能产生的不良的、不确定的结果加以管理，并进行适当的干预，使其变得相对正面和可控。其实，口腔诊所临床和营运最大的风险是对其严重性和危害性认识不足，甚至根本不知道风险在哪里。

从技术层面上讲，首先要对自己的技术水平有充分的认知，做精自己会做的、擅长的；知道自己什么可以做，即具有风险意识；更需要知道什么不能做，即要懂得放弃和转移风险，将自己没有把握的病例和患者及时转诊给更适合的医师或机构。另外，要注意在工作中教育、培训诊所所有的工作人员，让每一个工作岗位成为各类风险的消息树和观察站。

一、案例一

1. 一名青年女性患者到牙科诊所行左侧上颌智齿拔除，口腔医师在施行上颌腭大孔局麻注射时，患者因为无预警的针刺疼痛，突然剧烈左右摆动头部，口腔医师在下意识的情况下抽出注射针，患者因为摆动头部，医师来不及躲避，注射针头直接刺入患者左侧眼球，最后导致其左眼失明。

2. 一名中年女性患者平躺在牙椅上，等候口腔医师实行口内龋齿树脂充填治疗，护士将注射器传递给口腔医师的过程中发生掉落，金属注射器砸中正下方患者的眼睛，造成患者眼球损伤。

讨论：以上 2 个临床真实案例，一例因为需要拔智齿导致单眼失明，一例因为简单补牙造成眼球重度损伤。在事故发生之前，这种结果无论是患者还是口腔医师都是不可能预想到的。在和患者的术前谈话时，口腔医师可能交代术中、术后可能出现的几乎所有情况，包括麻醉意外、大出血、神经损伤、颌骨骨折、感染、邻牙损伤等，却绝对不会想到有发生眼睛失明的可能，但它确实发生了。

对于以上 2 个案例，如果我们做到以下几点，意外完全可以避免：①在治疗开始以前，给患者预防性戴上防护目镜。②严格禁止在患者身体上方传递任何口腔治疗物品或器材。特别注意在临床使用具有腐蚀作用的溶剂时，如根管治疗使用的甲醛甲酚（formocresol），护士绝对不能将盛装容器直接置于患者身体，尤其是头面部附近。③在施行任何可能给患者带来疼痛或不适的操作之前，要给患者适当的告诫和提示，绝对不能毫无预警，在患者不注意时突然实施。

这 2 个案例也提示我们，在口腔临床和诊所的营运中存在许多意外发生的可能，有些意外甚至是无法预料到的。我们必须做到确实把患者的利益放在首位，在操作过程中严格按照规章和要求，工作时小心谨慎、一丝不苟。要时刻具有风险和意外的防范意识，宁可多做，不可少做。不要放过任何蛛丝马迹，一旦发现意外发生的可能和迹象，应及时予以处理和干预。

二、案例二

患者女性，26 岁，公司职员。身体较瘦弱，但否认其他系统性疾病及药物过敏史。因上下颌智齿周围牙龈反复肿痛及牙体龋坏，前来进行 4 颗智齿拔除。术前血压 108/76mmHg，脉搏 82 次 /min。手术采用 2% 利多卡因 +1∶100 000 肾上腺素注射液局部麻醉，共使用约 12mL。医师在回吸无血的情况下，缓慢注射药物行局部阻滞麻醉及局部浸润麻醉。手术顺利，患者手术过程中没有任何疼痛，总共用时大约 45 分钟。但手术结束后患者起身时突然眼睛紧闭，面色苍白，身体晃动并瘫倒在地。迅速将患者置于牙椅上呈仰卧位，并放平牙椅。此时患者口唇发绀，四肢冰凉，脉搏细弱，呼吸急促，血压84/60mmHg，脉搏64次/min。立刻准备急救器材，给患者经鼻吸氧，大约2分钟后患者恢复意识，自诉头晕、心慌、恶心。询问得知患者容易精神紧张，前一天晚上睡眠不佳，但术前按医嘱曾少量进食。再次测量血压为102/68mmHg，脉搏86次/min，听诊未见心律失常。将椅位调整为直立，给患者饮用果汁并嘱其休息15分钟。随后患者在家属陪同下离开。术后电话随访，一切恢复正常。

讨论：在口腔诊所一旦发生紧急情况，应在第一时间考虑寻求专业急救人员的协助。但幸运的是，口腔临床大部分的紧急情况可以通过迅速调整椅位、吸氧、简单用药等得到有效治疗和控制。因此在患者急症发生的最初几分钟，口腔医师需要特别镇静，迅速判断紧急情况的大致可能。如果情况允许，可以首先采取简单的应对，观察几分钟。如果患者情况没有得到缓解甚至继续恶化，则应立刻拨打120寻求帮助，但在急救人员到来前，医护人员的紧急应对应该快速而有效。以下原则几乎适用于所有口腔诊所临床遇到的紧急情况：停止治疗→拨打120→调整椅位→检查呼吸道，保持其通畅→监测基本生命体征→吸氧（过度通气除外）→酌情用药→必要时实施心肺复苏。

本病例中的患者拔牙后突发意识丧失，可能由以下原因引起：直立性低血压、血管迷走性晕厥、低血糖、心脏病、脑血管病、癫痫、麻醉药物不良反应等。临床遇到类似情况，应首先从后果严重的疾病开始考虑，然后进行逐一排除。

1. **心脏病或脑血管疾病** 该患者年纪较轻，否认既往有任何系统性疾病史，且患者体型较瘦，无不良嗜好，术前、术中均无血压升高，亦无心律失常情况发生。而心源性晕厥常发生于年纪较大的患者，有心律失常、胸闷、心前区疼痛等症状。脑源性晕厥亦常见于老年患者，常有高血压、心脏病、糖尿病等病史，疾病发作前常有血压升高和波动。除有头疼头晕外，还有手脚麻木、无力等症状。另外，这个病例是从平卧位到直立位时发作，恢复到平卧位即很快缓解。综上所述，可以排除心脏病或脑血管病的可能。

2. 低血糖 患者否认糖尿病史，术前按医嘱进食。而低血糖患者发作前有眩晕、出冷汗、有严重的饥饿感。发作过程比较慢，发作时心率变快，血压多无变化。因此低血糖的可能性也可以排除。

3. 麻醉药物的不良反应 包括中毒和变态反应。成年人利多卡因＋肾上腺素最大使用剂量为 25mL，而本病例仅使用 12mL，约为最大使用剂量的 1/2，而且注射过程中遵守回抽无血、缓慢推注的原则。用药过量的患者常出现激动、忧虑、多语等症状，且发作过程较为缓慢，与本病例患者的表现完全不同。患者否认有药物过敏史，而且药物过敏一般发作较快，不会等到注射药物近 1 小时，手术结束才开始发作。另外，过敏性休克发生前患者常有诸如皮疹、眼鼻发痒、咳嗽、打喷嚏等过敏症状。因此麻醉药物不良反应的可能也基本可以排除。

4. 癫痫 患者没有癫痫发作病史。癫痫具有典型的临床表现，即牙关紧闭，身体剧烈抽搐。很明显这个患者不是癫痫发作。

5. 血管迷走性晕厥 患者为年轻女性，症状也符合。诱因可能为坐立后看到手术托盘上拔除的牙齿或带血纱布。

6. 直立性低血压 笔者认为可能性最大。患者较长时间平躺在牙椅上突然站立，且患者身体瘦弱，心血管调节能力一般较差。最关键的是，患者眼睛紧闭，是头晕、眼前发黑的反应性动作表现。再次平躺后，症状立刻缓解。

从这个病例我们也得到以下教训：①较长时间治疗后，应该缓慢将椅位调直，而且要先让患者休息几分钟再从牙椅上下来；②在让患者站立前，将手术托盘移走，避免让他们看到手术器械和带有血迹的纱布等；③患者从牙椅下来时护士或医师应在附近，随时准备搀扶患者防止其摔伤。

三、案例三

年轻男性患者拔除下颌阻生智齿，手术顺利，复诊拆线一切正常。4年后，患者因为反复发作的三叉神经痛在新居住地附近就诊，发现智齿拔除部位有异物存留，手术取出折断的牙挺尖端部分。

讨论：医疗过失不仅包括不当诊疗，同时还包括医师行为不当。行为不当的一个主要表现为，不如实向患者和家属交待治疗过程中发生的意外或不良情况，有的医师甚至可能会故意隐瞒。医师的行为不当也是一种医疗过失，是导致医患矛盾和冲突的隐患之一。异物的残留是口腔临床经常发生的意外情况，而根管治疗过程中牙髓针及根管扩大器在根管内分离，以及拔牙过程中拔牙器械折断是最常见的两种情况。

在口腔诊疗过程中口腔治疗器械的分离折断时常会发生，有时候也并不是因为医师操作不恰当（如用力过大过猛），有可能是厂家生产过程中存在质量问题等。但及时发现治疗器械发生分离折断的情况，则属于医师的责任。因此一旦这种意外发生，导致根管内或拔牙区有异物残留，医师有责任及时发现，及时如实告知患者，并尽量尝试取出。如果尝试不成功，有责任将患者转诊到相关的医疗单位进一步治疗。

该医师在这个病例中主要的问题是没有在智齿拔除术后及时发

现牙挺折断，从而引发一系列严重后果。与其他口腔诊所发生的意外和风险一样，预防是最重要的方面。比如在根管治疗使用拔髓针、扩大器前要仔细检查是否有金属腐蚀、顺时针扭曲、尖端过度弯折等现象，否则要进行更换或最好每次使用全新的拔髓针和扩大器。在进行拔牙或其他口腔手术前，检查即将使用的拔牙器械尖端是否有裂纹、弯折等。在操作过程中如果器械发生分离或折断，操作者会有相应的手感或听到声响。临床上要养成器械使用后常规检查的习惯，比如预备牙体后检查钻针有无折断，根管扩大器使用后检查其长度是否有变化，牙挺使用后检查其尖端部分是否仍然完整等。另外，要训练椅旁护士，将协助检查诊疗器械的完整变成他们常规工作的一部分。对于确定或怀疑有器械分离折断、异物残留的情况，应立刻进行术后 X 线检查予以确认。如果仍无法确定，应将患者转诊到专科医院进一步检查确认。如果确实有异物残留，应及早如实告知患者，取得患者的理解并在病历中详细记录，将异物尽快取出。

四、案例四

Z 医师负责经营的一家诊所半年前原经理因为个人原因辞职，重新招聘了一位新的经理 Sue，负责全面管理这家诊所的日常营运。Sue 在试用期和正式聘用期间表现了极强的领导能力和良好的管理能力，推出了不少改革措施，诊所各项工作进行得井井有条。但在一次年中检查时，Z 医师发现诊所总的诊疗收入呈逐月缓慢递增，但现金部分较以前的平均值却明显下降。一开始这一反常情况没有得到 Z 医师的特别重视，以为只是使用现金付费的患者暂时少了。有一天，前台护士收费时找不到收据本，最后在 Sue 的办公室找到。当被问到收据本为什么会在经理办公室，而不放在前台收费处时，其中一位前台护士反映：有时候患者要付现金时 Sue 会把患者带到她办公室。这一情况引起 Z 医师的注意，随即查看诊所监控录像，但没有什么特别发现。经过 2 天的思考，Z 医师在诊所收费处贴出一张告示，内容如下：如果您在本诊所有过以现金付款但却没有给发票的经历，请和诊所联系，我们会给予 100 元奖励。3 天后，Sue 给 Z 医师发了一封短信，表示因为身体健康原因提出辞职。

　　讨论：在诊所的经营过程中，员工的使用和管理是一门大的学问，也是一项大的挑战，尤其是诊所各部门的管理人员及经理。这个案例中的经理 Sue 很明显有很强的工作能力，但她在帮助诊所工作的同时牟取个人利益，是一种偷窃行为，属于犯罪。这种人能力越强，今后可能给诊所带来的危害越大，给诊所造成的损失会更严重。但如果大张旗鼓地查，会让诊所全体工作人员人人自危，影响正常的工作。如果轻率地指控 Sue，没有直接可靠的证据，也有可能冤枉好人，让一个优秀的诊所经理蒙冤。而贴出这样的告示，其他员工不会觉得奇怪。但偷窃者一定知道医师发现了问题，这一告示是针对自己的，也明白以后这样捞钱的机会一定是没有了，选择自动离开，避免将来的麻烦和尴尬是最佳选择。这种方法，既悄悄地解决了问题，又堵住了诊所管理上的漏洞。同时也避免了在没有确凿证据的情况下，开除员工可能引起纠纷和诉讼的风险。因此在诊所的管理过程中要善于巧妙地使用各种方法，尽量减少冲突和纠纷，将风险发生的机会降到最低。

附录一 | 心肺复苏（CPR）标准操作流程（2020版）

心肺复苏＝胸外按压＋人工呼吸（清理呼吸道）＋后续的专业用药

美国心脏协会 2020 年 10 月发布新的指南，对心肺复苏及心血管急救中的关键问题和内容提出更新建议。指南特别建议成人心肺复苏时，当无法确定成人患者是否有脉搏存在时，应尽早启动 CPR，同时加强了对早期肾上腺素给药的建议。

成人 CPR 的步骤和方法（A-C-A-B）：

1. **评估与准备**（assessment）

（1）意识判断：用手拍打患者肩部，大声询问，如患者持续无反应，视为意识丧失。

（2）检查呼吸：使患者水平仰卧，解开颈部钮扣，注意清除口腔异物，使患者仰头抬颏，用耳贴近口鼻，观察 5～10 秒，如未感到有气流或胸部无起伏则表示呼吸停止。

（3）寻求专业帮助：拨打 120，寻求专业协助。通知诊所相关人员，准备抢救器材和药物（包括除颤仪）。

（4）判断是否有颈动脉搏动：用右手中指和示指从气管正中环状软骨划向近侧颈动脉搏动处，观察 5～10 秒。如无法确定是否有脉搏存在，不要浪费时间，应尽早启动 CPR。

（5）患者体位：患者仰卧在坚实的平面上，头部不得高于胸部，应与躯干在一个平面上。如果患者躺在牙椅上，应移至地面上或在其背部垫上木头或塑料硬板。松解患者衣领及腰带。

2. **胸外按压（compression）** 在两乳头连线中点（胸骨中下 1/3 处），用左手掌跟紧贴患者的胸部，两手重叠，左手五指翘起，双臂伸直，用上身力量用力按压 30 次（按压频率 100～120 次/min，按压深度至少 5cm）。按压后迅速放松，解除压力，让胸廓完全回弹。如此有节奏地反复进行，按压与放松时间大致相等，尽量减少胸外按压过程中断。

3. **打开气道（airway）** 采用仰头抬颌法，急救者一只手置于患者额部使头部后仰，另一只手抬起后颈部或托起下颌，保持呼吸道通畅，并确认口腔内无分泌物，如患者口内有活动义齿等异物，应取出。

4. **人工呼吸（breathing）**

（1）应用简易呼吸器 一手以"CE"手法固定，一手挤压简易呼吸器，每次送气 400～600mL，每 10 秒进行一次通气，即 10 次/min。

（2）口对口人工呼吸：如果没有呼吸器，可直接采用口对口或口对鼻方式。口对口呼吸以胸外按压：人工呼吸 =30：2 的比例进行，即一人进行 30 次胸外按压的同时，另一人进行 2 次口对口人工呼吸。如果只有一位施救人员，则先进行 30 次胸外按压，再进行两次人工呼吸。

5. **检查 CPR 效果** 持续 2 分钟高效率的 CPR 后，判断复苏是否有效（检查是否有呼吸音，同时触摸是否有颈动脉搏动）。如果有自动除颤仪，可以检测是否可以进行电击。

6. **持续 CPR** 如患者情况没有改善，则持续进行以上步骤直至专业急救人员到达。

附录二 | 中国民营口腔医师行为准则（草案）

一、病人自愿

1. 口腔医师有义务根据病人的意愿，在其可以接受的治疗范围内给他们提供优质的专业服务，并保护其个人隐私。

2. 让病人及相关人员（亲属或监护人）直接参与治疗计划的制定。

3. 综合考虑病人的需要、意愿以及经济能力，制定合理可行的治疗方案。

二、病人参与

1. **病人参与治疗方案的制定**　医师应以病人能够理解的方式，向患者交代拟定的治疗方案和替代治疗方案，并清楚解释其利弊。

2. **病历记录**　应以客观详实的方式记录病历，并在病人或其他口腔医师需要（在病人同意的前提下）时，予以充分配合，提供所有的临床治疗记录、X线片等治疗信息，以方便病人后续的治疗。

三、无害保护

1. 口腔医师推荐和实施的诊疗手段应建立在广泛认可的科学理论和实践基础之上。保护病人免受伤害是口腔从业人员的责任。

2. 口腔医疗机构必须有开展相关治疗项目所需合格的场地和硬件设备，聘用有资质的医务人员，并严格监督指导相关人员的临床工作。

3. 对于超出自己能力范围的复杂病例应联系其他专科医师进行咨询会诊或及时转诊。

四、病人利益

1. 口腔医师有义务关注并保护病人的利益。不仅要在主观动机上，而且也要在行动上为病人提供切实的帮助。

2. 口腔从业人员应本着与人为善的原则，用自己的知识、技术和经验为口腔病人和普通大众服务，以提高他们的口腔健康水平。

3. 口腔医师有义务为病人提供咨询服务，有义务将检查和治疗的结果反馈给病人。

4. **病历保密**　对病人的医疗信息，在提供给另一方之前必须得到病人的书面同意。

五、公平正义

1. 口腔从业人员应该公平公正地对待病人、同事和社会，正确处理与他人的关系，在口腔医疗服务过程中没有任何偏见和歧视。

2. 不能因为病人的经济原因，或其是感染性病毒携带者，或者患有其他血源性疾病而区别对待他们。

3. 对于发现其他口腔医师在临床治疗中有过失或者不足的情况，目前接诊的医师只需如实陈述现有的口腔问题，而不应对其以前的口腔医师或口腔治疗有任何诋毁和负面评价。

4. 口腔医疗机构为了吸引患者，如果其价格过多地低于附近地区同样一种治疗服务的价格范围，同时导致医疗质量下降，使同行和病人的利益均受到影响，这种行为应该受到谴责和抵制。

六、诚信可靠

1. 口腔从业人员在医患关系中应建立自己可信赖的形象，真诚与人交往，不欺骗病人。

2. 口腔医师在收费过程中不应有虚假和误导。

3. 必须禁止以招徕病人或兜揽生意为目的，不适当地声称自己优于其他口腔医师或贬低其他口腔同行的行为。

4. 口腔医师在发布广告的过程中应遵守国家有关法律法规，不能含有任何虚假和误导的内容。比如，任何虚假学历，故意夸大未经证实的疗效及其预期，未被证实的治疗服务等。无论是清楚表达或是隐晦暗示，无论是通过普通平面广告或是电子网络媒介，均属欺骗和误导。

附录三｜医疗纠纷预防和处理条例

第一章　总则

第一条　为了预防和妥善处理医疗纠纷，保护医患双方的合法权益，维护医疗秩序，保障医疗安全，制定本条例。

第二条　本条例所称医疗纠纷，是指医患双方因诊疗活动引发的争议。

第三条　国家建立医疗质量安全管理体系，深化医药卫生体制改革，规范诊疗活动，改善医疗服务，提高医疗质量，预防、减少医疗纠纷。

在诊疗活动中，医患双方应当互相尊重，维护自身权益应当遵守有关法律、法规的规定。

第四条　处理医疗纠纷，应当遵循公平、公正、及时的原则，实事求是，依法处理。

第五条　县级以上人民政府应当加强对医疗纠纷预防和处理工作的领导、协调，将其纳入社会治安综合治理体系，建立部门分工协作机制，督促部门依法履行职责。

第六条　卫生主管部门负责指导、监督医疗机构做好医疗纠纷的预防和处理工作，引导医患双方依法解决医疗纠纷。

司法行政部门负责指导医疗纠纷人民调解工作。

公安机关依法维护医疗机构治安秩序，查处、打击侵害患者和医务人员合法权益以及扰乱医疗秩序等违法犯罪行为。

财政、民政、保险监督管理等部门和机构按照各自职责做好医疗纠纷预防和处理的有关工作。

第七条 国家建立完善医疗风险分担机制，发挥保险机制在医疗纠纷处理中的第三方赔付和医疗风险社会化分担的作用，鼓励医疗机构参加医疗责任保险，鼓励患者参加医疗意外保险。

第八条 新闻媒体应当加强医疗卫生法律、法规和医疗卫生常识的宣传，引导公众理性对待医疗风险；报道医疗纠纷，应当遵守有关法律、法规的规定，恪守职业道德，做到真实、客观、公正。

第二章 医疗纠纷预防

第九条 医疗机构及其医务人员在诊疗活动中应当以患者为中心，加强人文关怀，严格遵守医疗卫生法律、法规、规章和诊疗相关规范、常规，恪守职业道德。

医疗机构应当对其医务人员进行医疗卫生法律、法规、规章和诊疗相关规范、常规的培训，并加强职业道德教育。

第十条 医疗机构应当制定并实施医疗质量安全管理制度，设置医疗服务质量监控部门或者配备专（兼）职人员，加强对诊断、治疗、护理、药事、检查等工作的规范化管理，优化服务流程，提高服务水平。

医疗机构应当加强医疗风险管理，完善医疗风险的识别、评估和防控措施，定期检查措施落实情况，及时消除隐患。

第十一条 医疗机构应当按照国务院卫生主管部门制定的医疗技术临床应用管理规定，开展与其技术能力相适应的医疗技术服务，保障临床应用安全，降低医疗风险；采用医疗新技术的，应当开展技术评估和伦理审查，确保安全有效、符合伦理。

第十二条 医疗机构应当依照有关法律、法规的规定，严格执行药品、医疗器械、消毒药剂、血液等的进货查验、保管等制度。禁止使用无合格证明文件、过期等不合格的药品、医疗器械、消毒药剂、血液等。

第十三条 医务人员在诊疗活动中应当向患者说明病情和医疗措施。需要实施手术，或者开展临床试验等存在一定危险性、可能产生不良后果的特殊检查、特殊治疗的，医务人员应当及时向患者说明医疗风险、替代医疗方案等情况，并取得其书面同意；在患者处于昏迷等无法自主作出决定的状态或者病情不宜向患者说明等情形下，应当向患者的近亲属说明，并取得其书面同意。

紧急情况下不能取得患者或者其近亲属意见的，经医疗机构负责人或者授权的负责人批准，可以立即实施相应的医疗措施。

第十四条 开展手术、特殊检查、特殊治疗等具有较高医疗风险的诊疗活动，医疗机构应当提前预备应对方案，主动防范突发风险。

第十五条 医疗机构及其医务人员应当按照国务院卫生主管部门的规定，填写并妥善保管病历资料。

因紧急抢救未能及时填写病历的，医务人员应当在抢救结束后6小时内据实补记，并加以注明。

任何单位和个人不得篡改、伪造、隐匿、毁灭或者抢夺病历资料。

第十六条 患者有权查阅、复制其门诊病历、住院志、体温单、医嘱单、化验单（检验报告）、医学影像检查资料、特殊检查同意书、手术同意书、手术及麻醉记录、病理资料、护理记录、医疗费用以及国务院卫生主管部门规定的其他属于病历的全部资料。

患者要求复制病历资料的，医疗机构应当提供复制服务，并在复制的病历资料上加盖证明印记。复制病历资料时，应当有患者或者其近亲属在场。医疗机构应患者的要求为其复制病历资料，可以收取工本费，收费标准应当公开。

患者死亡的，其近亲属可以依照本条例的规定，查阅、复制病历资料。

第十七条　医疗机构应当建立健全医患沟通机制，对患者在诊疗过程中提出的咨询、意见和建议，应当耐心解释、说明，并按照规定进行处理；对患者就诊疗行为提出的疑问，应当及时予以核实、自查，并指定有关人员与患者或者其近亲属沟通，如实说明情况。

第十八条　医疗机构应当建立健全投诉接待制度，设置统一的投诉管理部门或者配备专（兼）职人员，在医疗机构显著位置公布医疗纠纷解决途径、程序和联系方式等，方便患者投诉或者咨询。

第十九条　卫生主管部门应当督促医疗机构落实医疗质量安全管理制度，组织开展医疗质量安全评估，分析医疗质量安全信息，针对发现的风险制定防范措施。

第二十条　患者应当遵守医疗秩序和医疗机构有关就诊、治疗、检查的规定，如实提供与病情有关的信息，配合医务人员开展诊疗活动。

第二十一条　各级人民政府应当加强健康促进与教育工作，普及健康科学知识，提高公众对疾病治疗等医学科学知识的认知水平。

第三章　医疗纠纷处理

第二十二条　发生医疗纠纷，医患双方可以通过下列途径解决：

（一）双方自愿协商；

（二）申请人民调解；

（三）申请行政调解；

（四）向人民法院提起诉讼；

（五）法律、法规规定的其他途径。

第二十三条 发生医疗纠纷，医疗机构应当告知患者或者其近亲属下列事项：

（一）解决医疗纠纷的合法途径；

（二）有关病历资料、现场实物封存和启封的规定；

（三）有关病历资料查阅、复制的规定。

患者死亡的，还应当告知其近亲属有关尸检的规定。

第二十四条 发生医疗纠纷需要封存、启封病历资料的，应当在医患双方在场的情况下进行。封存的病历资料可以是原件，也可以是复制件，由医疗机构保管。病历尚未完成需要封存的，对已完成病历先行封存；病历按照规定完成后，再对后续完成部分进行封存。医疗机构应当对封存的病历开列封存清单，由医患双方签字或者盖章，各执一份。

病历资料封存后医疗纠纷已经解决，或者患者在病历资料封存满3年未再提出解决医疗纠纷要求的，医疗机构可以自行启封。

第二十五条 疑似输液、输血、注射、用药等引起不良后果的，医患双方应当共同对现场实物进行封存、启封，封存的现场实物由医疗机构保管。需要检验的，应当由双方共同委托依法具有检验资格的检验机构进行检验；双方无法共同委托的，由医疗机构所在地县级人民政府卫生主管部门指定。

疑似输血引起不良后果，需要对血液进行封存保留的，医疗机构应当通知提供该血液的血站派员到场。

现场实物封存后医疗纠纷已经解决，或者患者在现场实物封存满 3 年未再提出解决医疗纠纷要求的，医疗机构可以自行启封。

第二十六条 患者死亡，医患双方对死因有异议的，应当在患者死亡后 48 小时内进行尸检；具备尸体冻存条件的，可以延长至 7 日。尸检应当经死者近亲属同意并签字，拒绝签字的，视为死者近亲属不同意进行尸检。不同意或者拖延尸检，超过规定时间，影响对死因判定的，由不同意或者拖延的一方承担责任。

尸检应当由按照国家有关规定取得相应资格的机构和专业技术人员进行。

医患双方可以委派代表观察尸检过程。

第二十七条 患者在医疗机构内死亡的，尸体应当立即移放太平间或者指定的场所，死者尸体存放时间一般不得超过 14 日。逾期不处理的尸体，由医疗机构在向所在地县级人民政府卫生主管部门和公安机关报告后，按照规定处理。

第二十八条 发生重大医疗纠纷的，医疗机构应当按照规定向所在地县级以上地方人民政府卫生主管部门报告。卫生主管部门接到报告后，应当及时了解掌握情况，引导医患双方通过合法途径解决纠纷。

第二十九条 医患双方应当依法维护医疗秩序。任何单位和个人不得实施危害患者和医务人员人身安全、扰乱医疗秩序的行为。

医疗纠纷中发生涉嫌违反治安管理行为或者犯罪行为的，医疗机构应当立即向所在地公安机关报案。公安机关应当及时采取措施，依法处置，维护医疗秩序。

第三十条 医患双方选择协商解决医疗纠纷的，应当在专门场所协商，不得影响正常医疗秩序。医患双方人数较多的，应当推举代表进行协商，每方代表人数不超过 5 人。

协商解决医疗纠纷应当坚持自愿、合法、平等的原则，尊重当事人的权利，尊重客观事实。医患双方应当文明、理性表达意见和要求，不得有违法行为。

协商确定赔付金额应当以事实为依据，防止畸高或者畸低。对分歧较大或者索赔数额较高的医疗纠纷，鼓励医患双方通过人民调解的途径解决。

医患双方经协商达成一致的，应当签署书面和解协议书。

第三十一条　申请医疗纠纷人民调解的，由医患双方共同向医疗纠纷人民调解委员会提出申请；一方申请调解的，医疗纠纷人民调解委员会在征得另一方同意后进行调解。

申请人可以以书面或者口头形式申请调解。书面申请的，申请书应当载明申请人的基本情况、申请调解的争议事项和理由等；口头申请的，医疗纠纷人民调解员应当当场记录申请人的基本情况、申请调解的争议事项和理由等，并经申请人签字确认。

医疗纠纷人民调解委员会获悉医疗机构内发生重大医疗纠纷，可以主动开展工作，引导医患双方申请调解。

当事人已经向人民法院提起诉讼并且已被受理，或者已经申请卫生主管部门调解并且已被受理的，医疗纠纷人民调解委员会不予受理；已经受理的，终止调解。

第三十二条　设立医疗纠纷人民调解委员会，应当遵守《中华人民共和国人民调解法》的规定，并符合本地区实际需要。医疗纠纷人民调解委员会应当自设立之日起 30 个工作日内向所在地县级以上地方人民政府司法行政部门备案。

医疗纠纷人民调解委员会应当根据具体情况，聘任一定数量的具有医学、法学等专业知识且热心调解工作的人员担任专（兼）职医疗纠纷人民调解员。

医疗纠纷人民调解委员会调解医疗纠纷，不得收取费用。医疗纠纷人民调解工作所需经费按照国务院财政、司法行政部门的有关规定执行。

第三十三条 医疗纠纷人民调解委员会调解医疗纠纷时，可以根据需要咨询专家，并可以从本条例第三十五条规定的专家库中选取专家。

第三十四条 医疗纠纷人民调解委员会调解医疗纠纷，需要进行医疗损害鉴定以明确责任的，由医患双方共同委托医学会或者司法鉴定机构进行鉴定，也可以经医患双方同意，由医疗纠纷人民调解委员会委托鉴定。

医学会或者司法鉴定机构接受委托从事医疗损害鉴定，应当由鉴定事项所涉专业的临床医学、法医学等专业人员进行鉴定；医学会或者司法鉴定机构没有相关专业人员的，应当从本条例第三十五条规定的专家库中抽取相关专业专家进行鉴定。

医学会或者司法鉴定机构开展医疗损害鉴定，应当执行规定的标准和程序，尊重科学，恪守职业道德，对出具的医疗损害鉴定意见负责，不得出具虚假鉴定意见。医疗损害鉴定的具体管理办法由国务院卫生、司法行政部门共同制定。

鉴定费预先向医患双方收取，最终按照责任比例承担。

第三十五条 医疗损害鉴定专家库由设区的市级以上人民政府卫生、司法行政部门共同设立。专家库应当包含医学、法学、法医学等领域的专家。聘请专家进入专家库，不受行政区域的限制。

第三十六条 医学会、司法鉴定机构作出的医疗损害鉴定意见应当载明并详细论述下列内容：

（一）是否存在医疗损害以及损害程度；

（二）是否存在医疗过错；

（三）医疗过错与医疗损害是否存在因果关系；

（四）医疗过错在医疗损害中的责任程度。

第三十七条 咨询专家、鉴定人员有下列情形之一的，应当回避，当事人也可以以口头或者书面形式申请其回避：

（一）是医疗纠纷当事人或者当事人的近亲属；

（二）与医疗纠纷有利害关系；

（三）与医疗纠纷当事人有其他关系，可能影响医疗纠纷公正处理。

第三十八条 医疗纠纷人民调解委员会应当自受理之日起30个工作日内完成调解。需要鉴定的，鉴定时间不计入调解期限。因特殊情况需要延长调解期限的，医疗纠纷人民调解委员会和医患双方可以约定延长调解期限。超过调解期限未达成调解协议的，视为调解不成。

第三十九条 医患双方经人民调解达成一致的，医疗纠纷人民调解委员会应当制作调解协议书。调解协议书经医患双方签字或者盖章，人民调解员签字并加盖医疗纠纷人民调解委员会印章后生效。

达成调解协议的，医疗纠纷人民调解委员会应当告知医患双方可以依法向人民法院申请司法确认。

第四十条 医患双方申请医疗纠纷行政调解的，应当参照本条例第三十一条第一款、第二款的规定向医疗纠纷发生地县级人民政府卫生主管部门提出申请。

卫生主管部门应当自收到申请之日起5个工作日内作出是否受理的决定。当事人已经向人民法院提起诉讼并且已被受理，或者已经申请医疗纠纷人民调解委员会调解并且已被受理的，卫生主管部门不予受理；已经受理的，终止调解。

卫生主管部门应当自受理之日起 30 个工作日内完成调解。需要鉴定的,鉴定时间不计入调解期限。超过调解期限未达成调解协议的,视为调解不成。

第四十一条 卫生主管部门调解医疗纠纷需要进行专家咨询的,可以从本条例第三十五条规定的专家库中抽取专家;医患双方认为需要进行医疗损害鉴定以明确责任的,参照本条例第三十四条的规定进行鉴定。

医患双方经卫生主管部门调解达成一致的,应当签署调解协议书。

第四十二条 医疗纠纷人民调解委员会及其人民调解员、卫生主管部门及其工作人员应当对医患双方的个人隐私等事项予以保密。

未经医患双方同意,医疗纠纷人民调解委员会、卫生主管部门不得公开进行调解,也不得公开调解协议的内容。

第四十三条 发生医疗纠纷,当事人协商、调解不成的,可以依法向人民法院提起诉讼。当事人也可以直接向人民法院提起诉讼。

第四十四条 发生医疗纠纷,需要赔偿的,赔付金额依照法律的规定确定。

第四章 法律责任

第四十五条 医疗机构篡改、伪造、隐匿、毁灭病历资料的,对直接负责的主管人员和其他直接责任人员,由县级以上人民政府卫生主管部门给予或者责令给予降低岗位等级或者撤职的处分,对有关医务人员责令暂停 6 个月以上 1 年以下执业活动;造成严重后果的,对直接负责的主管人员和其他直接责任人员给予或者责令给予开除的处分，对有关医务人员由原发证部门吊销执业证书；构成犯罪的，依法追究刑事责任。

第四十六条　医疗机构将未通过技术评估和伦理审查的医疗新技术应用于临床的，由县级以上人民政府卫生主管部门没收违法所得，并处5万元以上10万元以下罚款，对直接负责的主管人员和其他直接责任人员给予或者责令给予降低岗位等级或者撤职的处分，对有关医务人员责令暂停6个月以上1年以下执业活动；情节严重的，对直接负责的主管人员和其他直接责任人员给予或者责令给予开除的处分，对有关医务人员由原发证部门吊销执业证书；构成犯罪的，依法追究刑事责任。

第四十七条　医疗机构及其医务人员有下列情形之一的，由县级以上人民政府卫生主管部门责令改正，给予警告，并处1万元以上5万元以下罚款；情节严重的，对直接负责的主管人员和其他直接责任人员给予或者责令给予降低岗位等级或者撤职的处分，对有关医务人员可以责令暂停1个月以上6个月以下执业活动；构成犯罪的，依法追究刑事责任：

（一）未按规定制定和实施医疗质量安全管理制度；

（二）未按规定告知患者病情、医疗措施、医疗风险、替代医疗方案等；

（三）开展具有较高医疗风险的诊疗活动，未提前预备应对方案防范突发风险；

（四）未按规定填写、保管病历资料，或者未按规定补记抢救病历；

（五）拒绝为患者提供查阅、复制病历资料服务；

（六）未建立投诉接待制度、设置统一投诉管理部门或者配备专（兼）职人员；

（七）未按规定封存、保管、启封病历资料和现场实物；

（八）未按规定向卫生主管部门报告重大医疗纠纷；

（九）其他未履行本条例规定义务的情形。

第四十八条　医学会、司法鉴定机构出具虚假医疗损害鉴定意见的，由县级以上人民政府卫生、司法行政部门依据职责没收违法所得，并处 5 万元以上 10 万元以下罚款，对该医学会、司法鉴定机构和有关鉴定人员责令暂停 3 个月以上 1 年以下医疗损害鉴定业务，对直接负责的主管人员和其他直接责任人员给予或者责令给予降低岗位等级或者撤职的处分；情节严重的，该医学会、司法鉴定机构和有关鉴定人员 5 年内不得从事医疗损害鉴定业务或者撤销登记，对直接负责的主管人员和其他直接责任人员给予或者责令给予开除的处分；构成犯罪的，依法追究刑事责任。

第四十九条　尸检机构出具虚假尸检报告的，由县级以上人民政府卫生、司法行政部门依据职责没收违法所得，并处 5 万元以上 10 万元以下罚款，对该尸检机构和有关尸检专业技术人员责令暂停 3 个月以上 1 年以下尸检业务，对直接负责的主管人员和其他直接责任人员给予或者责令给予降低岗位等级或者撤职的处分；情节严重的，撤销该尸检机构和有关尸检专业技术人员的尸检资格，对直接负责的主管人员和其他直接责任人员给予或者责令给予开除的处分；构成犯罪的，依法追究刑事责任。

第五十条　医疗纠纷人民调解员有下列行为之一的，由医疗纠纷人民调解委员会给予批评教育、责令改正；情节严重的，依法予以解聘：

（一）偏袒一方当事人；

（二）侮辱当事人；

（三）索取、收受财物或者牟取其他不正当利益；

（四）泄露医患双方个人隐私等事项。

第五十一条　新闻媒体编造、散布虚假医疗纠纷信息的，由有关主管部门依法给予处罚；给公民、法人或者其他组织的合法权益造成损害的，依法承担消除影响、恢复名誉、赔偿损失、赔礼道歉等民事责任。

第五十二条　县级以上人民政府卫生主管部门和其他有关部门及其工作人员在医疗纠纷预防和处理工作中，不履行职责或者滥用职权、玩忽职守、徇私舞弊的，由上级人民政府卫生等有关部门或者监察机关责令改正；依法对直接负责的主管人员和其他直接责任人员给予处分；构成犯罪的，依法追究刑事责任。

第五十三条　医患双方在医疗纠纷处理中，造成人身、财产或者其他损害的，依法承担民事责任；构成违反治安管理行为的，由公安机关依法给予治安管理处罚；构成犯罪的，依法追究刑事责任。

第五章　附则

第五十四条　军队医疗机构的医疗纠纷预防和处理办法，由中央军委机关有关部门会同国务院卫生主管部门依据本条例制定。

第五十五条　对诊疗活动中医疗事故的行政调查处理，依照《医疗事故处理条例》的相关规定执行。

第五十六条　本条例自 2018 年 10 月 1 日起施行。